Gary Cook

PET/CT in Prostate Cancer

前列腺癌 PET/CT

主　编　〔英〕加里·库克

主　译　周　宏　陈　跃　陈晓良

天 津 出 版 传 媒 集 团
天津科技翻译出版有限公司

著作权合同登记号：图字：02-2021-229

图书在版编目(CIP)数据

前列腺癌 PET/CT / (英)加里·库克(Gary Cook)
主编;周宏,陈跃,陈晓良主译. —天津：天津科技
翻译出版有限公司, 2023.2
(放射性核素融合成像临床医师指南·PET/CT)
书名原文：PET/CT in Prostate Cancer
ISBN 978-7-5433-4298-9

Ⅰ.①前… Ⅱ.①加… ②周… ③陈… ④陈… Ⅲ.
①前列腺疾病–癌–计算机 X 线扫描体层摄影–诊断学
Ⅳ.①R737.250.4

中国版本图书馆 CIP 数据核字(2022)第 222240 号

First published in English under the title:
PET/CT in Prostate Cancer
edited by Gary Cook
Copyright © Springer International Publishing AG, 2017
This edition has been translated and published under licence from
Springer Nature Switzerland AG.

授权单位：Springer International Publishing AG
出　　版：天津科技翻译出版有限公司
出 版 人：刘子媛
地　　址：天津市南开区白堤路 244 号
邮政编码：300192
电　　话：022-87894896
传　　真：022-87893237
网　　址：www.tsttpc.com
印　　刷：天津新华印务有限公司
发　　行：全国新华书店
版本记录：710mm×1000mm　16 开本　4.25 印张　60 千字
　　　　　2023 年 2 月第 1 版　2023 年 2 月第 1 次印刷
　　　　　定价：45.00 元

译者名单

主 译

周 宏 陈 跃 陈晓良

译 者 （按姓氏汉语拼音排序）

陈 跃 西南医科大学附属医院

陈晓良 重庆大学附属肿瘤医院

华 俊 重庆大学附属肿瘤医院

刘 南 重庆大学附属肿瘤医院

庞 华 重庆医科大学第一附属医院

秦显莉 陆军军医大学附属第二医院

宋 佳 重庆大学附属肿瘤医院

王豫梅 重庆大学附属肿瘤医院

余颂科 重庆大学附属肿瘤医院

张 青 陆军军医大学附属第二医院

周 宏 重庆大学附属肿瘤医院

编者名单

John W. Babich Department of Radiopharmacy, Weill Cornell Medical College, New York, NY, USA

Ashish Chandra Guys and St Thomas' NHSFT, London, UK

Matthias Eder Division of Radiopharmaceutical Chemistry, German Cancer Research Center (DKFZ), Heidelberg, Germany

Michael Eisenhut Department of Nuclear Medicine, University Hospital Heidelberg, Heidelberg, Germany

Clinical Cooperation Unit Nuclear Medicine, German Cancer Research Center (DKFZ), Heidelberg, Germany

Vicky Goh Department of Cancer Imaging, Division of Imaging Sciences and Biomedical Engineering, King's College London, London, UK

Guy's and St Thomas' Hospitals NHS Foundation Trust, London, UK

Uwe Haberkorn Department of Nuclear Medicine, University Hospital Heidelberg, Heidelberg, Germany

Clinical Cooperation Unit Nuclear Medicine, German Cancer Research Center (DKFZ), Heidelberg, Germany

Simon Hughes Department of Oncology, Guy's and St Thomas' NHS Foundation Trust, London, UK

Klaus Kopka Division of Radiopharmaceutical Chemistry, German Cancer Research Center (DKFZ), Heidelberg, Germany

Vineet Pant Nuclear Medicine Fortis Memorial Research Institute, Gurgaon, India

Anna Paschali Clinical PET Centre, Division of Imaging Sciences and Biomedical Engineering, King's College London, London, UK

Giles Rottenberg Department of Radiology, Guy's and St Thomas' Hospitals NHS Foundation Trust, London, UK

Sarah Rudman Department of Oncology, Guy's and St Thomas' NHS Foundation Trust, London, UK

Ishita B. Sen Nuclear Medicine Fortis Memorial Research Institute, Gurgaon, India

Benjamin Taylor Department of Cancer Imaging, Division of Imaging Sciences and Biomedical Engineering, King's College London, London, UK

Nikolaos Tsoukalas Department of Oncology, Guy's and St Thomas' NHS Foundation Trust, London, UK

中文版前言

　　PET/CT 是 PET 与 CT 的融合影像，在肿瘤个体化诊疗管理方面发挥着重要的作用。随着放射性药物的发展、核医学诊疗一体化的应用，PET/CT 在多种疾病的诊疗中发挥着越来越大的作用。

　　PET/CT 检查能够节省医疗开支、提高疗效、护航健康。2021 年《柳叶刀》最新报道，对 200 个国家癌症患者的相关研究表明，高收入国家癌症患者的 5 年生存率远高于中低收入国家。PET/CT 和 MRI 是高收入国家癌症患者具有较高的 5 年生存率的关键。PET/CT 等检查预期产生的健康和经济效益是相当可观的。

　　随着国内 PET/CT 的逐年增多，相关从业医师也越来越多。为此，我们组织国内 PET/CT 临床应用的一线专家，相继翻译了"放射性核素融合成像临床医师指南·PET/CT"丛书中的几个分册，希望能够为临床医师应用 PET/CT 提供参考。

　　"放射性核素融合成像临床医师指南·PET/CT"丛书论述了 PET/CT 在各种疾病中的应用。其中《前列腺癌 PET/CT》详细论述了 PET/CT 显像原理、用于前列腺癌显像的放射性药物、PET/CT 在前列腺癌中的应用、PET/CT 的特征性表现及其局限性。此外，还提供了有关临床表现、诊断、分期、病理、管理和放射成像的信息。该书呈现了 PET/CT 在前列腺癌中的应用，可供核医学科和放射科医师、技师、技术人员和护士等参考阅读。

周宏　　陈跃　　陈晓良

序 言

本丛书简明扼要地介绍了肿瘤患者 PET/CT 检查的临床适应证。

多模态成像技术的发展有利于对癌症患者进行更好的分期、针对性的管理和个体化的治疗。早期精确诊断对肿瘤的诊治具有重要意义,可以通过 PET/CT 获取肿瘤患者的病情具体信息,预测预后,并可指导治疗方案的制订和优化。

很巧的是,PET/CT 极大地受益于良好的靶/非靶比值的放射性核素标记探针。^{18}F-FDG 仍然是临床获益的基石,但大量的新探针无疑带来了益处。PET/CT 技术不断发展,其适应证和临床应用范围也不断扩大。现有的设备和数据处理技术提供了高通量和丰富的数据,促进了 PET/CT 技术的发展,同时患者耐受性好,患者和公众接受度也高。例如,PET/CT 也用于评估心脏疾病,重点是铷(Rb)标记和葡萄糖标记方面的研究。

其他成像方式(例如,MRI)在诊断恶性肿瘤方面已取得一定进展,但用放射性核素标记胆碱和小分子肽[例如,DOTATATE 和前列腺特异性膜抗原(PSMA)]的新型探针也已得到临床认可,使 PET/CT 成为诊断神经内分泌肿瘤和前列腺癌的重要工具。

肿瘤学界已经认可 PET/CT 的应用价值,并为一些最重要的适应证提供了最新的诊断标准。例如,最近制订的对淋巴瘤患者进行 PET/CT 分期的 Deauville 标准,预计也将制订其他恶性肿瘤(例如,头颈癌、黑色素瘤和骨盆恶性肿瘤)的类似诊断标准。

本丛书是肿瘤 PET/CT 检查的快速指南,同时也突显了 PET/CT 在肿瘤学中的优势。

Peter J. Ell
英国伦敦

前　言

　　PET/CT 和 SPECT/CT 融合成像结合最佳的功能和结构信息，可提供精准定位、疾病特征和诊断信息。有大量的文献和证据支持 PET/CT 在癌症患者的肿瘤成像和管理中具有重要作用。同时，也有越来越多的证据支持和扩展了 SPECT/CT 检查的适应证，尤其是在骨骼疾病中的应用。

　　"放射性核素融合成像临床医师指南·PET/CT"丛书旨在为从事核医学工作并参加多学科会诊的临床医师、核医学科/放射科医师、放射科技师/技术人员以及护士提供参考。该丛书由来自不同国家的专家和学者共同编写，他们都有一个共同的愿景：促进核医学在疾病诊疗中发挥更加重要的作用。

　　在此感谢所有为本书做出贡献的顾问、作者和审稿专家，没有他们的努力，这本书就不可能出版。同时感谢英国核医学学会(BNMS)成员的鼓励和支持，也非常感谢 Brian Nielly 博士、Charlotte Weston 博士、BNMS 教育委员会和 BNMS 理事会成员的热情和信任。

　　最后，特别感谢业界对教育和培训一如既往的支持。

Gopinath Gnanasegaran

Jamshed Bomanji

英国伦敦

致 谢

　　丛书的合作者、编辑谨向英国核医学学会(BNMS)成员、患者、教师、同事、学生、业界人士及 BNMS 教育委员会成员表示衷心的感谢,感谢他们一直以来的支持和鼓励:

Andy Bradley

Brent Drake

Francis Sundram

James Ballinger

Parthiban Arumugam

Rizwan Syed

Sai Han

Vineet Prakash

目　录

第 1 章　前列腺癌概述 …………………………………………………… 1

第 2 章　前列腺癌病理 …………………………………………………… 11

第 3 章　前列腺癌的治疗 ………………………………………………… 18

第 4 章　前列腺癌影像学表现 …………………………………………… 26

第 5 章　PET/CT 在前列腺癌管理中的应用 …………………………… 32

第 6 章　放射性核素标记靶向 PMSA 小分子在前列腺癌诊疗中的

　　　　应用 ……………………………………………………………… 49

索引 ………………………………………………………………………… 56

前列腺癌PET/CT诊疗规范
分享阅读心得，提高诊疗技能

我们为正在阅读本书的你，提供了以下专属服务

读 书 笔 记

边学边记录前列腺癌诊疗要点，生成专属笔记

同 类 医 学 书 推 荐

精选优质医学书单，助力提高医术水平

医 学 交 流 群

与同读本书的读者交流阅读心得

微信扫码

添加智能阅读向导，获取专属医学服务

第 1 章
前列腺癌概述

Nikolaos Tsoukalas, Sarah Rudman

本章纲要

1.1 流行病学 ·· 1

1.2 风险因素 ·· 5

1.3 临床表现 ·· 6

1.4 诊断 ·· 6

1.5 分期及辅助检查 ·· 6

1.6 风险分层 ·· 7

参考文献 ·· 9

1.1 流行病学

　　前列腺癌是西方国家最常见的非皮肤恶性肿瘤，每 7 名男性中就有 1 人罹患前列腺癌[1]。全球每年新增病例超过 100 万例(图 1.1 和图 1.2)[2]。2012 年,欧洲确诊病例 41.7 万例,其中北欧和西欧的发病率最高,如挪威(129/100 000),东南欧发病率最低,如阿尔巴尼亚[3]。英国发病率排在第 17 位,年龄标准化发病率为 104.7/100 000 (图 1.3 和图 1.4)。由于各国在筛查实践、前列腺特异性抗原(PSA)检测和直肠指检 (DRE)方面存在较大差异,导致各国之间发病率不同。

　　前列腺癌是英国男性癌症相关死亡的第 2 大原因,2011 年有记录的死亡人数为 10 793 人[4]。死亡率数据显示前列腺癌与年龄之间存在一定关系,其中 73% 的前列腺癌死亡病例为年龄≥75 岁的男性[4]。但总体而言,5 年相对生存率近年来稳步上升,

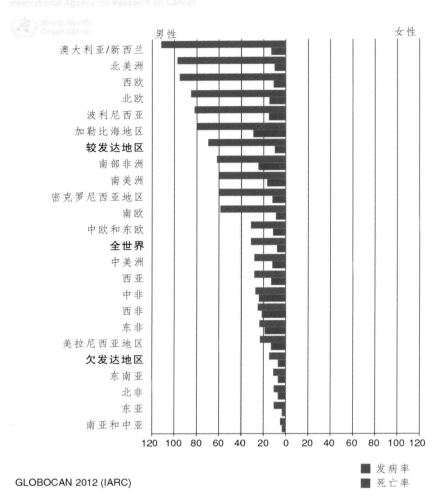

GLOBOCAN 2012 (IARC)

图 1.1　前列腺癌年龄标准化发病率(世标率,1/100 000)[2]。

从 73.4%(1999—2001)上升到 83.4%(2005—2007)。这很可能由早期发现和治疗方式的进步所致[5](图 1.5)。

　　前列腺癌筛查现在已经被一些西方国家采用,使得一些前列腺癌在早期就被发现。这些癌症通常风险较低,临床意义不大,对某些患者可导致过度诊断和不必要的治疗[6]。目前,英国尚未采用 PSA 筛查。

国际癌症研究机构

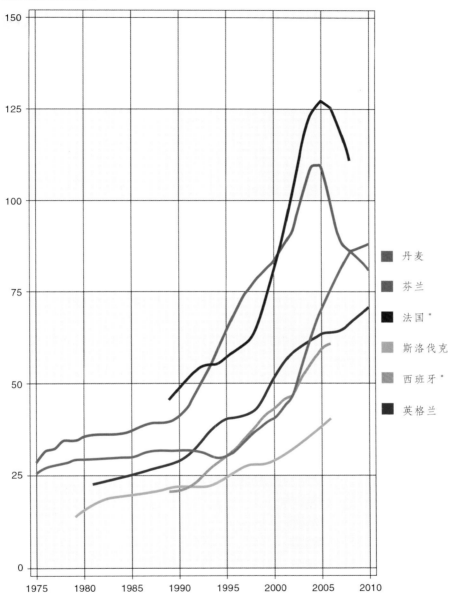

图 1.2　特定国家前列腺癌发病率的趋势(年龄标准化发病率,世标率,1/100 000)[2]。

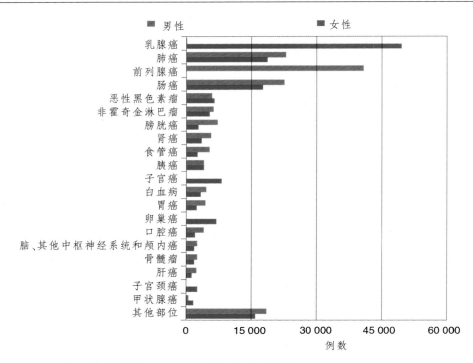

图 1.3　2010 年，英国最常见的 20 种癌症新发病例数（UKCIS，accessed August 2013，http://publications.cancerresearchuk.org）。

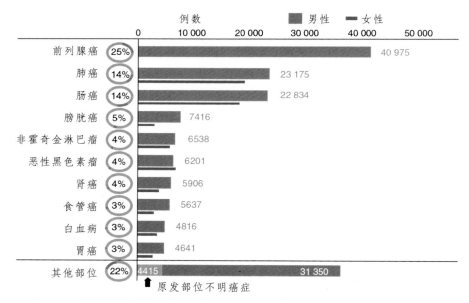

图 1.4　2010 年，英国男性最常见的 10 种癌症新发病例数（UKCIS，accessed August 2013，http://publications.cancerresearchuk.org）。

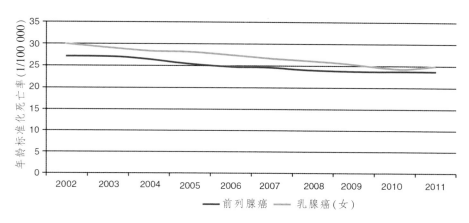

图 1.5 英国 2002—2011 年,乳腺癌(女性)和前列腺癌年龄标准化死亡率趋势(UKCIS,accessed March 2014,http://publications.cancerresearchuk.org)。

1.2 风险因素

罹患前列腺癌的风险因素尚未明确,可能与种族、年龄和遗传因素相关[2]。众所周知,前列腺癌的发病率因种族而异(表 1.1)。与其他种族相比,非洲或非洲–加勒比裔患者的前列腺癌发病率较高。与高加索地区患者相比,这些患者的前列腺癌预后更差[7,8]。这种发病率和预后差异的原因可能与肿瘤生物学的变化或常见的症状出现较晚有关[9,10]。

其他风险因素包括年龄,随着年龄的增长,患前列腺癌的风险几乎呈指数增长[11]。前列腺癌的家族史,尤其是一级亲属在年龄较轻时被诊断出患前列腺癌,也与发病率

表 1.1 英国 2006—2010 年按主要种族(包括未知种族)划分的前列腺癌病例数量(国家癌症情报网,2014 年 3 月)

种族	前列腺癌病例数量
白种人	149 549
亚洲人	2485
黑种人	4905
混血人	511
其他	959
未知	7927
总计	**166 336**

增加相关。在某些病例中,没有发现相关的基因突变;然而,约 2% 的≤55 岁的前列腺癌患者可能是由 *BRCA2* 基因突变所致。此外,*BRCA2* 携带者罹患的前列腺癌已被证明具有侵袭性,生存率较低[12]。炎症、性传播疾病[13]、肥胖、膳食脂肪摄入量[14]、维生素 D 水平[15]、遗传、环境、睾酮和雌激素效应的作用需要进一步研究,机制尚不明确[11]。

1.3 临床表现

局限性前列腺癌的临床症状通常与前列腺肿大导致的下尿路症状有关。这些症状包括排尿频率增加,特别是在夜间排尿(夜尿)、尿急、排尿迟滞以及常见的尿流不畅。此外,患者可能会出现排尿困难,血尿/血精子症则罕见。在某些病例,与转移性疾病相关的症状可能是主诉,这些症状包括疲劳、食欲缺乏、骨痛和背痛。伴有大量转移性骨病负担的患者存在恶性脊髓压迫的危险,临床表现为下肢无力、感觉异常、尿潴留和便秘等。

1.4 诊断

怀疑前列腺癌时,通常先进行 DRE 和 PSA 水平检测。然后结合年龄、种族、合并症、家族史和既往前列腺病史来决定是否需要前列腺活检[16]。

前列腺活检最常在经直肠超声(TRUS)引导下进行,同时应用抗生素。足够的前列腺取样通常至少需要 8 个活检点。确诊的依据是样本中是否存在腺癌。Gleason 评分的高低取决于主要分级区和次要分级区[17],报告应包括每个活检点的 Gleason 评分和肿瘤最大长度。以前采用经直肠途径活检;然而,一些泌尿科医生现在更喜欢经会阴入路。经会阴活检的癌症检出率与经直肠途径获得的癌症检出率相当,无败血症相关风险[18,19]。

1.5 分期及辅助检查

局部肿瘤临床分期通常辅以 MRI 扫描,这有助于确定对哪些患者可以进行保留神经的根治性前列腺切除术[16]。目前指南建议,对风险较高的无症状转移或局部进展患者进行分期评估,有可能改变局部治疗方案。由于影像学研究不太可能显示转移性病变,因此,临床指南不推荐对大多数具有良好疾病特征的患者进行分期[20,21]。2009 年 TNM 前列腺癌分期见表 1.2[22]。此外,应评估患者一般健康状况和共病情况,因为对于一般健康状况不佳而被认为不适合治疗的患者可能不需要进行分期评估。

表 1.2 前列腺癌 TNM 分期[22]

T	原发性肿瘤
Tx	原发性肿瘤不能评估
T0	无原发性肿瘤迹象
T1	影像学检查无法触及或可见的临床表现不明显的肿瘤
T1a	在 5% 或更少的切除组织中发现肿瘤
T1b	在 >5% 的切除组织中发现肿瘤
T1c	通过针吸活检发现肿瘤(例如,由于 PSA 水平升高)
T2	局限于前列腺内的肿瘤
T2a	肿瘤累及半叶或更少
T2b	肿瘤累及超过半叶,但未累及两叶
T2c	肿瘤累及两叶
T3	肿瘤通过前列腺包膜扩散
T3a	包膜外侵犯(单侧或双侧),包括显微镜下膀胱颈受累
T3b	肿瘤侵犯精囊
T4	肿瘤固定在或侵犯精囊以外的邻近结构:外括约肌、直肠、提肌和(或)盆壁
N	区域淋巴结
Nx	区域淋巴结不能评估
N0	无区域淋巴结转移
N1	区域淋巴结转移
M	远处转移
Mx	远处转移不能评估
M0	没有远处转移
M1	远处转移
M1a	非区域性淋巴结
M1b	骨转移
M1c	其他部位转移

1.6 风险分层

　　超过 90% 的确诊癌症都局限于前列腺。回顾性分析根据疾病复发的可能性确定局部前列腺癌风险分层[23,24]。D'Amico 标准根据临床分期、活检 Gleason 评分和确诊时的 PSA 将局限性前列腺癌患者分为低、中、高 3 类,即 5 年生化复发风险为低、中和高风险(表 1.3)[24]。5 年无病患者的百分比随着风险类别的增加而降低,适用于根治性前列腺切除术和放射治疗(表 1.4)。患者的风险类别可能会影响分期评估和后续治疗。

表 1.3 局限性前列腺癌的风险分层[23,24]

低危前列腺癌	全部 T1 或 T2a 期,Gleason<7,PSA<10ng/mL
中危前列腺癌	介于低危和高危组之间
高危前列腺癌	T3 或 T4 期,Gleason>7,PSA>20ng/mL

表 1.4 前列腺癌的风险分层与相关的 5 年 PSA 无进展生存率[23,24]

风险	临床和病理特征	预估 5 年 PSA 无进展生存率
低	T1c 或 T2a 期	>85%
	PSA:≤10ng/mL	
	Gleason 评分:≤6	
中	T2b 期	60%
	PSA:11~20ng/mL	
	Gleason 评分:7	
高	分期≥T2c 期	<30%
	PSA:>20ng/mL	
	Gleason 评分:8~10	

要点

- 前列腺癌是西方国家最常见的非皮肤恶性肿瘤,每 7 名男性中就有 1 人罹患前列腺癌。

- 在死亡率数据中观察到前列腺癌与年龄之间的关系,其中 73% 的前列腺癌死亡病例为年龄≥75 岁的男性。

- 近年来,前列腺癌的 5 年相对生存率由 1999—2001 年的 73.4% 稳步上升至 2005—2007 年的 83.4%。

- 前列腺癌筛查现已被一些西方国家采用,使得一些癌症能够在早期就被发现。

- 罹患前列腺癌的风险因素尚未明确,包括种族、年龄和遗传等。

- 前列腺癌家族史,尤其是一级亲属在年龄较轻时被诊断出患前列腺癌,也与发病率增加有关。

- *BRCA2* 携带者的前列腺癌已被证明是侵袭性的,生存率较低。

- 局限性前列腺癌的临床症状通常与前列腺肿大导致的下尿路症状有关。

- 怀疑前列腺癌时,通常先进行 DRE 和 PSA 水平检测。

- 前列腺活检最常在 TRUS 引导下进行,同时应用抗生素。确诊的依据是样本中是否存在腺癌。

- 超过 90% 的确诊癌症都局限于前列腺。

(华俊 译 周宏 校)

参考文献

1. Siegel R, Ma J, Zou Z, Jemal A. Cancer statistics, 2014. CA Cancer J Clin. 2014;64(1):9–29.
2. Ferlay J, Soerjomataram I, Ervik M, et al. GLOBOCAN 2012 v1.0, Cancer incidence and mortality worldwide: IARC CancerBase No. 11 [Internet]. Lyon: International Agency for Research on Cancer; 2013. http://globocan.iarc.fr. Accessed December 2013.
3. Ferlay J, Steliarova-Foucher E, Lortet-Tieulent J, Rosso S, Coebergh JW, Comber H, Forman D, Bray F. Cancer incidence and mortality patterns in Europe: estimates for 40 countries in 2012. Eur J Cancer. 2013;49:1374–403.
4. Office for National Statistics. http://www.ons.gov.uk/ons/publications/all-releases.html?definition=tcm%3A77-27475.
5. De Angelis R, Sant M, Coleman MP, Francisci S, Baili P, Pierannunzio D, Trama A, Visser O, Brenner H, Ardanaz E, Bielska-Lasota M, Engholm G, Nennecke A, Siesling S, Berrino F, Capocaccia R, EUROCARE-5 Working Group. Cancer survival in Europe 1999–2007 by country and age: results of EUROCARE—5-a population-based study. Lancet Oncol. 2014;15(1):23–34.
6. Van der Kwast TH, Roobol MJ. Defining the threshold for significant versus insignificant prostate cancer. Nat Rev Urol. 2013;10(8):473–82.
7. Cohen JH, Schoenbach VJ, Kaufman JS, Talcott JA, Schenck AP, Peacock S, Symons M, Amamoo MA, Carpenter WR, Godley PA. Racial differences in clinical progression among Medicare recipients after treatment for localized prostate cancer (United States). Cancer Causes Control. 2006;17(6):803–11.
8. Godley PA, Schenck AP, Amamoo MA, Schoenbach VJ, Peacock S, Manning M, Symons M, Talcott JA. Racial differences in mortality among Medicare recipients after treatment for localized prostate cancer. J Natl Cancer Inst. 2003;95(22):1702–10.
9. Powell IJ. Epidemiology and pathophysiology of prostate cancer in African-American men. J Urol. 2007;177(2):444–9.
10. Williams H, Powell IJ. Epidemiology, pathology, and genetics of prostate cancer among African Americans compared with other ethnicities. Methods Mol Biol. 2009;472:439–53.
11. Haas GP, Sakr WA. Epidemiology of prostate cancer. CA Cancer J Clin. 1997;47(5):273–87.
12. Kote-Jarai Z, Leongamornlert D, Saunders E, Tymrakiewicz M, Castro E, Mahmud N, Guy M, Edwards S, O'Brien L, Sawyer E, Hall A, Wilkinson R, Dadaev T, Goh C, Easton D, Collaborators UKGPCS, Goldgar D, Eeles R. BRCA2 is a moderate penetrance gene contributing to young-onset prostate cancer: implications for genetic testing in prostate cancer patients. Br J Cancer. 2011;105(8):1230–4.
13. Sutcliffe S, Platz EA. Inflammation and prostate cancer: a focus on infections. Curr Urol Rep. 2008;9(3):243–9.
14. Crowe FL, Key TJ, Appleby PN, Travis RC, Overvad K, Jakobsen MU, Johnsen NF, Tjønneland A, Linseisen J, Rohrmann S, Boeing H, Pischon T, Trichopoulou A, Lagiou P, Trichopoulos D, Sacerdote C, Palli D, Tumino R, Krogh V, Bueno-de-Mesquita HB, Kiemeney LA, Chirlaque MD, Ardanaz E, Sánchez MJ, Larrañaga N, González CA, Quirós JR, Manjer J, Wirfält E, Stattin P, Hallmans G, Khaw KT, Bingham S, Ferrari P, Slimani N, Jenab M, Riboli E. Dietary fat intake and risk of prostate cancer in the European Prospective Investigation into Cancer and Nutrition. Am J Clin Nutr. 2008;87(5):1405–13.

15. Travis RC, Crowe FL, Allen NE, Appleby PN, Roddam AW, Tjψnneland A, Olsen A, Linseisen J, Kaaks R, Boeing H, Krφger J, Trichopoulou A, Dilis V, Trichopoulos D, Vineis P, Palli D, Tumino R, Sieri S, Bueno-de-Mesquita HB, van Duijnhoven FJ, Chirlaque MD, Barricarte A, Larraρaga N, Gonzαlez CA, Argóelles MV, Sαnchez MJ, Stattin P, Hallmans G, Khaw KT, Bingham S, Rinaldi S, Slimani N, Jenab M, Riboli E, Key TJ. Serum vitamin D and risk of prostate cancer in a case-control analysis nested within the European Prospective Investigation into Cancer and Nutrition (EPIC). Am J Epidemiol. 2009;169(10):1223–32.

16. Horwich A, Parker C, de Reijke T, Kataja V, ESMO Guidelines Working Group. Prostate cancer: ESMO Clinical Practice Guidelines for diagnosis, treatment and follow-up. Ann Oncol. 2013;24(Suppl 6):vi106–14.

17. Epstein JI, Allsbrook Jr WC, Amin MB, Egevad LL, ISUP Grading Committee. The 2005 international society of urological pathology (ISUP) consensus 22. Conference on Gleason grading of prostatic carcinoma. Am J Surg Pathol. 2005;29(9):1228–42.

18. Hara R, Jo Y, Fujii T, Kondo N, Yokoyoma T, Miyaji Y, Nagai A. Optimal approach for prostate cancer detection as initial biopsy: prospective randomized study comparing transperineal versus transrectal systematic 12-core biopsy. Urology. 2008;71(2):191–5.

19. Takenaka A, Hara R, Ishimura T, Fujii T, Jo Y, Nagai A, Fujisawa M. A prospective randomized comparison of diagnostic efficacy between transperineal and transrectal 12-core prostate biopsy. Prostate Cancer Prostatic Dis. 2008;11(2):134–8.

20. Oesterling JE. Using prostate-specific antigen to eliminate unnecessary diagnostic tests: significant worldwide economic implications. Urology. 1995;46(3 Suppl A):26–33.

21. Levran Z, Gonzalez JA, Diokno AC, Jafri SZ, Steinert BW. Are pelvic computed tomography, bone scan and pelvic lymphadenectomy necessary in the staging of prostatic cancer? Br J Urol. 1995;75(6):778–81.

22. Sobin LH, Gospodariwicz M, Wittekind C, editors. TNM classification of malignant tumors. In: UICC International Union against cancer. 7 edn. Hoboken: Wiley-Blackwell; 2009. P. 243–48. http://www.uicc.org/tnm/.

23. D'Amico AV, Moul J, Carroll PR, Sun L, Lubeck D, Chen MH. Cancer-specific mortality after surgery or radiation for patients with clinically localized prostate cancer managed during the prostate-specific antigen era. J Clin Oncol. 2003;21(11):2163–72.

24. D'Amico AV, Whittington R, Malkowicz SB, Schultz D, Blank K, Broderick GA, Tomaszewski JE, Renshaw AA, Kaplan I, Beard CJ, Wein A. Biochemical outcome after radical prostatectomy, external beam radiation therapy, or interstitial radiation therapy for clinically localized prostate cancer. JAMA. 1998;280(11):969–74.

第 **2** 章
前列腺癌病理

Ashish Chandra

本章纲要

2.1　引言 ……………………………………………………………………………… 11

2.2　组织学特点 ……………………………………………………………………… 11

2.3　免疫组织化学 …………………………………………………………………… 12

2.4　Gleason 评分 …………………………………………………………………… 12

2.5　新采样技术 ……………………………………………………………………… 13

2.6　预后因素 ………………………………………………………………………… 15

2.7　分子标记 ………………………………………………………………………… 15

　参考文献 …………………………………………………………………………… 17

2.1 引言

对于临床怀疑的前列腺癌,其确诊依赖于组织病理学检查[1]。在组织学上,前列腺肿瘤是一种腺癌,例如,前列腺腺癌大多起源于前列腺腺泡(腺泡腺癌),而较少起源于导管(导管腺癌)。前列腺内很少发生鳞状细胞癌、尿路上皮癌、小细胞癌或者肉瘤。

2.2 组织学特点

腺泡腺癌的典型组织学特征包括排列紧密的腺体或形状和大小不规则的腺泡。腺泡特征性缺乏基底细胞层,上皮细胞核仁明显。对局部较小的可疑癌灶有时难以诊断,特别是当基底细胞不容易被发现时。此时可进行免疫组化检查,以确认是否存在基底细胞(图 2.1)。

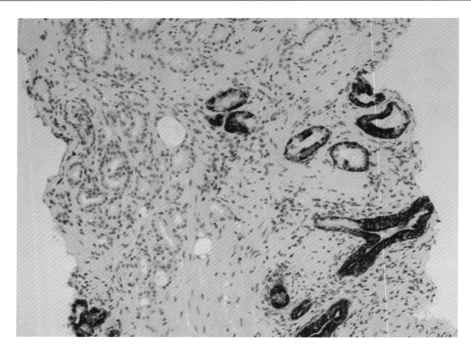

图 2.1   免疫组化示良性腺体基底细胞(染色呈褐色,标记 34βE12),周围恶性腺体呈阴性。

2.3 免疫组织化学

常用的免疫染色有 p63(核染色)或高分子量的细胞角蛋白,如 34βE12 或 CK5/6 (细胞质染色)。α-甲基酰基辅酶 A 消旋酶(AMACR)在肿瘤上皮细胞胞质中过表达。通常使用上述 2 个或多个标记的组合。在基底细胞标志物完全未染色的情况下,上皮细胞 AMACR 强阳性染色证实可疑灶存在癌细胞。

2.4 Gleason 评分

根据肿瘤的分化程度,将其分为 1 级 (分化良好) 至 5 级 (分化不良),称为 Gleason 分级(或评分系统)。Gleason 评分是主要分级区和次要分级区评分之和。Gleason 评分是前列腺癌生物学行为的一个强有力的预测指标。Gleason 分级描述如下:

1 级:肿瘤边界完整,包含紧密排列的腺泡,与正常的前列腺组织极为相似。这是一种非常罕见的模式,并且在针芯活检时不能判定其界限。

2 级:肿瘤边界清楚,但边缘不规则,内含腺泡,与正常前列腺组织相似。这也是一种不常见的模式,在针芯活检时不能判定其界限。

3 级：肿瘤边缘不规则，可浸润正常前列腺组织。腺泡的形状和大小各不相同，紧密地排列在一起，但作为单独的腺泡与腔隙分开(图 2.2)。

4 级：肿瘤具有更为复杂的结构，通常为筛状结构和融合腺体，但腔隙仍可识别(图 2.3)。

5 级：肿瘤与正常的前列腺组织几乎没有相似之处，是分散的单个细胞浸润(图 2.4)，或是肿瘤细胞巢，有时伴有坏死。

前列腺针芯活检只报告 3 级、4 级和 5 级，Gleason 评分范围为 6~10 分。肿瘤中最常见的分级被称为主要分级。第二常见的分级是次要分级，如果另一种模式也存在，则被称为 3 级。如果只有一种模式，则其被认为是主要分级和次要分级，例如，3+3=6。在改良的 Gleason 评分系统中，任何 5 级肿瘤都被包括在针芯活检报告的 Gleason 评分中。

经过激素治疗后，肿瘤可能发生形态学改变 (图 2.5)，Gleason 评分可能难以应用。可以给出一个估计的评分。

2.5 新采样技术

常规的前列腺取样方法是 TRUS 引导下的活检，通常每叶取样 6 芯。较新的取样

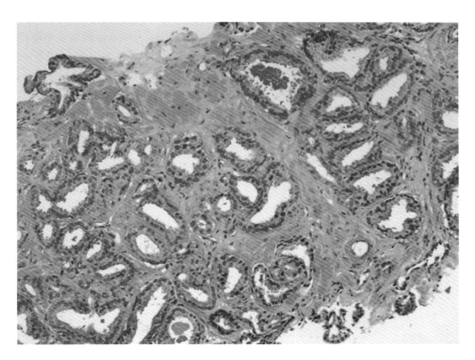

图 2.2 Gleason 3 级。离散的、大小不一的恶性腺体，有明显的腔隙。

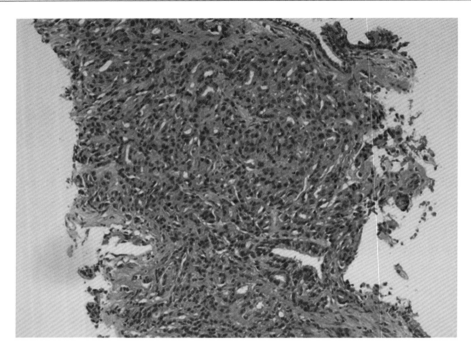

图 2.3　Gleason 4 级。腺体融合,结构复杂,但腔隙可识别。

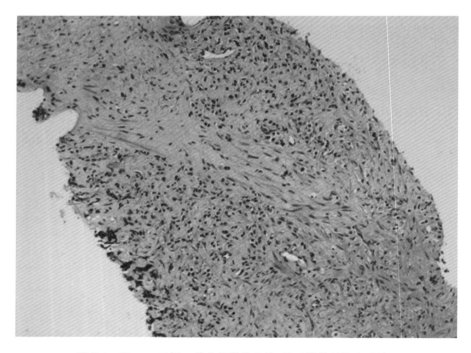

图 2.4　Gleason 5 级。单个分散的细胞,缺乏腺状结构和腔隙。

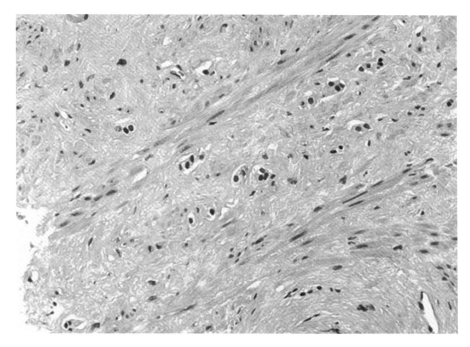

图 2.5　激素治疗的效果。肿瘤细胞染色浅淡,很难发现,尤其是在数量很少的情况下。

方法包括模板定位活检[2]在内的全身麻醉下经会阴(TP)方法,取样芯数是 TRUS 取样芯数的 2~4 倍。该技术还允许对尿道前的前列腺部分进行取样,这部分不易通过 TRUS 活检进行取样[3]。此外,TP 可以精确定位。TP 活检可用于低风险(病灶体积小,Gleason 评分 3+3)患者的积极监测,但可作为前列腺取样的主要手段,特别是考虑到与 TRUS 活检相比,败血症发生率降低。对可疑病变的取样,可采用多参数 MRI-US 融合靶向活检[4,5]。

2.6　预后因素

根据患者年龄、血清 PSA 水平和穿刺活检结果(Gleason 评分、针芯数目和长度)等术前因素,已经研发了几种列线图来预测临床结果[6-10]。依据术后 TNM 分期、有无淋巴管浸润、边缘状态、血清 PSA 水平等病理特征决定是否需要辅助治疗。

2.7　分子标记

许多分子标志物已被报道与前列腺癌患者的结局相关[11]。这些标志物包括凋亡标志物 Bcl-2、增殖率标志物(例如,Ki67)、p53 突变或表达、p27、E-cadherin、微血管密度、DNA 倍体、p16、PTEN 基因高甲基化和等位基因损失。然而,这些标志物都没有被证实,也不是患者常规检查的一部分。区分高危与低危病灶仍然是前列腺癌研究的重点。

要点

- 在组织学上,前列腺肿瘤是一种腺瘤,例如,前列腺腺癌大多起源于前列腺腺泡(腺泡癌),而较少起源于导管(导管腺癌)。
- 腺泡腺癌的典型组织学特征包括排列紧密的腺体或形状和大小不规则的腺泡。
- 免疫组化可确认是否存在基底细胞。
- 常用的免疫染色有 p63(核染色)或高分子量的细胞角蛋白,如 34βE12 或 CK5/6(细胞质染色)。
- 根据肿瘤的分化程度,将其分为 1 级(分化良好)至 5 级(分化不良),称为 Gleason 分级(或评分系统)。
- Gleason 评分是给定肿瘤中最常见等级评分,是前列腺癌生物学行为的一个强有力的预测指标。
- 前列腺针芯活检只报告 3 级、4 级和 5 级,Gleason 评分范围为 6~10 分。肿瘤中最常见的分级被称为主要分级。
- 经过激素治疗后,肿瘤可能发生形态学改变,Gleason 评分可能难以应用。可以给出一个估计的评分。
- 常规的前列腺取样方法是 TRUS 引导下的活检,通常是每叶取样 6 芯。
- 较新的取样方法包括模板定位活检在内的全身麻醉下的经会阴 (TP)方法,取样的芯数是 TRUS 取样芯数的 2~4 倍。
- 许多标志物已被报道与前列腺癌患者的预后相关。这些标志物包括凋亡标志物 Bcl-2、增殖率标志物(例如,Ki67)、p53 突变或表达、p27、E-cadherin、微血管密度、DNA 倍体、p16、PTEN 基因高甲基化和等位基因损失。

(秦显莉 译 张青 校)

参考文献

1. Varma M, Chandra A. ABC of prostate cancer. In: Dasgupta P, Kirby RS, editors. Pathology of prostate cancer. 1st ed. Oxford: Blackwell; 2011.
2. Lindisfarne E, Yamamoto H, Acher P, et al. Transperineal sector biopsies of the prostate—addressing uncertainty. Int J Surg. 2011;9:572.
3. Vyas L, Acher P, Challacombe BJ, et al. Indications, results and safety profile of transperineal sector biopsies of the prostate: a single centre experience of 634 cases. BJU Int. 2014;114:32–7.
4. Sturch P, Duong K, Kinsella J, et al. V62 Multiparametric MRI–US fusion targeted prostate biopsies with Varian brachytherapy software: precision prostate cancer diagnostics. Eur Urol. 2013;12(1):eV62–3.
5. Eldred-Evans D, Sturch P, Duong K, et al. Multi-parametric MRI—ultrasound fusion targeted biopsies using varian brachytherapy software: a practical solution to deliver targeted biopsies. Int J Surg. 2013;11:593.
6. Partin AW, Kattan MW, Subong EN, et al. Combination of prostate-specific antigen, clinical stage, and Gleason score to predict pathological stage of localized prostate cancer. A multi-institutional update. JAMA. 1997;277:1445–51.
7. Partin AW, Mangold LA, Lamm DM, et al. Contemporary update of prostate cancer staging nomograms (Partin tables) for the new millennium. Urology. 2001;58:843–8.
8. Kattan MW, Eastham JA, Stapleton AM, et al. A preoperative nomogram for disease recurrence following radical prostatectomy for prostate cancer. J Natl Cancer Inst. 1998;90:766–71.
9. Stephenson AJ, Scardino PT, Eastham JA, et al. Preoperative nomogram predicting the 10-year probability of prostate cancer recurrence after radical prostatectomy. J Natl Cancer Inst. 2006;98:715–7.
10. Kattan MW, Wheeler TM, Scardino PT. Postoperative nomogram for disease recurrence after radical prostatectomy for prostate cancer. J Clin Oncol. 1999;17:1499–507.
11. Zelefsky MJ, Eastham JA, Sartor AO. Cancer of the prostate. In: DeVita Jr VT, Lawrence TS, Rosenberg SA, editors. Cancer: principles and practice of oncology. 9th ed. Philadelphia: Lippincott Williams & Wilkins; 2011. p. 1220–71.

第 **3** 章
前列腺癌的治疗

Simon Hughes，Ajay Aggarwal

本章纲要

3.1 局限性前列腺癌 ·················· 18

3.2 积极监测 ························ 19

3.3 体外放射治疗 ···················· 19

   3.3.1 近距离放射治疗 ·············· 20

   3.3.2 根治性前列腺切除术 ·········· 21

3.4 转移性疾病 ····················· 21

   3.4.1 类固醇 ····················· 21

   3.4.2 细胞毒性化学治疗 ············ 22

   3.4.3 雄激素受体途径靶向制剂 ······ 22

   3.4.4 其他 ······················ 22

参考文献 ·························· 23

前列腺癌是男性最常见的实体癌,在英国每年约有 42 000 例新发病例[1]。本章详细介绍了有循证医学证据的各期前列腺癌的治疗方式。

3.1 局限性前列腺癌

通常使用 3 个预测因素对局限性前列腺癌进行风险分层:Gleason 分级 、血清 PSA 和肿瘤 T 分期(表 3.1)。其可预测淋巴结转移、治疗失败和前列腺癌死亡的风险[2]。

总的来说,对局限性前列腺癌采用不同的治疗方式可取得类似的结果,因此,治疗方案需要评估共病、体力状态和患者选择意愿。下面将讨论治疗方式的选择。

3.2 积极监测

积极监测避免了对低风险疾病的过度治疗,积极监测在 PSA 筛查的时代应用相应增加[3]。其试图在不影响总体生存的情况下减少治疗的副作用。通过生化、影像学、组织病理学等多种检查方式对患者进行密切观察。在积极监测中,约 30% 的前列腺癌患者随后需要根治性治疗,其 10 年特异性生存率接近 100%[4,5]。

适应证:

- 低风险和部分中风险的前列腺癌患者。
- 如果有需要,可行根治性治疗[1]。

副作用:

- 心理方面。

3.3 体外放射治疗

体外放射治疗(EBRT)在局限性前列腺癌的根治性治疗中起着重要的作用[6]。目前该技术的重点是最大限度地增加肿瘤安全照射剂量,同时限制周围正常组织的辐射。三维适形治疗已演变为以影像引导(IG)调强放疗(IMRT)作为标准的治疗[7](见图3.1)。

大分割放疗技术正在研究中,未来可能会有更多的患者采用大分割放疗技术[7,9-14]。

雄激素剥夺治疗(ADT)可与放疗联合使用。其实现了减瘤,允许使用更小的治疗范围,并增强了对肿瘤细胞的杀伤[9,10]。辅助 ADT 也能提高高危患者的总体生存率[11-13]。但是,对不同危险程度的前列腺癌进行 ADT 治疗的最佳持续时间尚未确定[1]。

EBRT 也可以作为根治性前列腺切除术(RP)后的辅助或挽救性治疗方式。pT3 期、根治术后手术切缘阳性、根治术后 PSA 持续缓慢上升,说明该患者前列腺床可能有残留病灶,此类患者是行 EBRT 的合适人选[14,15]。

适应证:

- 所有低、中、高危前列腺癌患者。

表 3.1 局限性前列腺癌的风险分层[23,24]

低危前列腺癌	T1 或 T2a 期,和 Gleason<7,PSA<10ng/mL
中危前列腺癌	介于低危组和高危组之间
高危前列腺癌	T3 或 T4 期,或 Gleason>7,或 PSA>20ng/mL

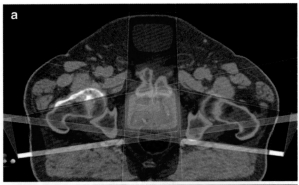

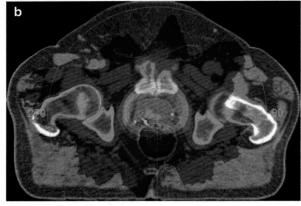

图 3.1 (a)在实时放射治疗过程中，IMRT 可以根据靶病灶的形状变化调整照射野的形状和强度，以期达到更好的治疗效果。(b)由于直肠扩张和膀胱充盈程度的改变，前列腺的位置相对于周围的盆腔解剖有所变化，这可能影响肿瘤控制[8]。

- 术后高危患者。

副作用：

- 急性：膀胱炎、腹泻、直肠炎、直肠出血。
- 晚期：排便习惯改变、直肠炎、勃起功能障碍、继发恶性肿瘤(罕见)。

3.3.1 近距离放射治疗

经会阴低剂量率(LDR)近距离放射疗法包括在超声引导下将 ^{125}I(或 ^{103}Pa)粒子植入前列腺。对于低风险患者,其疗效至少与 EBRT/RP 相当[16]。对于中危和高危患者,包括 EBRT 和近距离放射治疗加量(伴或不伴 ADT)的联合治疗可能提供更好的治疗效果[17]。

适应证：

- 选择性低危、中危患者。

副作用[17-19]：

- 急性：排尿困难、尿潴留、直肠炎。

- 慢性:尿道狭窄、勃起功能障碍。

高剂量率(HDR)近距离放射治疗是通过在前列腺内放置的中空导管插入一个临时的 ^{192}Ir 植入物。与中高危前列腺癌单纯行 EBRT 相比,HDR 近距离放射治疗与 EBRT 联合应用可通过放射治疗剂量增加来提高生化无复发生存率和前列腺癌特异性生存率。毒性特征与单独使用 EBRT 相似[20,21]。

3.3.2 根治性前列腺切除术

与积极观测等待相比,根治性前列腺切除术可降低前列腺癌特异性和全因死亡率[22]。然而,最近的研究并未证明该手术对所有的患者有益[23]。在前列腺癌治疗中心,手术技术娴熟的外科医生可降低术后并发症、手术切缘阳性和晚期泌尿系统并发症的发生率[24,25]。

手术现在可以通过开腹、腹腔镜或机器人辅助(RALP)进行。保留神经技术降低了勃起功能障碍的发生率,但仅在不影响手术切缘的情况下[26]。对高危病例考虑行扩大淋巴结清扫[7,27]。

适应证[7]:

- 低、中危前列腺癌患者。
- 预期寿命>10 年。
- 选择性高危患者。

副作用[7]:

- 尿失禁、勃起功能障碍。

3.4 转移性疾病

转移性前列腺癌患者的一线治疗方法是 ADT,即行睾丸切除术、使用促黄体生成素释放激素(LHRH)激动剂或促性腺激素释放激素(GnRH)拮抗剂[17]。虽然对于是否只应对那些疾病负荷高的患者早期加用多西紫杉醇仍存在争议,但已有证据表明对于适当的患者应尽早加用多西紫杉醇[28,29]。

对转移性去势抵抗性前列腺癌(mCRPC)的治疗取决于疾病负荷、疾病位置、症状、PSA 变化的速度、患者健康状况、对以往治疗的反应以及患者的意愿。关于最佳治疗顺序和每种药物对总生存率的个体贡献仍存在争议,但以下几种药物均已显示出疗效。

3.4.1 类固醇

皮质类固醇可降低 PSA 水平,延缓 PSA 进展时间,缓解症状[30]。地塞米松 0.5mg/d

疗效良好[1,31]。

3.4.2 细胞毒性化学治疗

对于体力状态评分良好的转移性前列腺癌患者，多西他赛+泼尼松是一线化学治疗药物，对患者的整体生存、生活质量和疼痛控制均有益处[32]。卡巴他赛是一种二线细胞毒性药物，也能改善患者生存和疼痛控制，特别适用于在完成多西他赛治疗后进展或不久即进展的转移性前列腺癌患者[33]。

3.4.3 雄激素受体途径靶向制剂

在去势抵抗前列腺癌中，雄激素受体(AR)途径仍然是一个有用的靶点。醋酸阿比特龙(CYP-17 抑制剂)抑制肾上腺、肿瘤和睾丸中的雄激素生物合成。其与泼尼松一起使用，可减少肾上腺盐皮质激素的副作用。与其他抗雄激素类药物不同，恩杂鲁胺靶向 AR 信号通路中的多个步骤，没有部分 AR 激动剂作用。这两种药物在多西紫杉醇治疗前和治疗后都表现出了疗效，生化指标好转和影像学上病灶得到控制，延缓了生活质量的恶化，提高了生存率[34-37]。

3.4.4 其他

其他治疗方法包括己烯醇醚[38]和最近的 Alpharadin(镭-223)，注入体内后其能靶向于骨转移灶，产生 α 粒子并杀灭肿瘤细胞。有研究显示其能改善 mCRPC 患者的生存、改善生活质量和控制疼痛[39]。

在前列腺癌的治疗中，双膦酸盐用于减少或延迟骨相关不良事件(例如，唑来膦酸)[40]。地舒单抗是以 RANK 配体介导的破骨细胞活化为靶点的单克隆抗体，在延缓或预防骨相关不良事件方面优于唑来膦酸[41]。

要点

• 通常使用 3 个预测因素对局限性前列腺癌进行风险分层：Gleason 分级、血清 PSA 和肿瘤 T 分期。其可预测淋巴结转移、治疗失败和前列腺癌死亡的风险。

• 对局限性前列腺癌采用不同的治疗方式可取得类似的结果，因此，在推荐治疗方式时需要评估共病、体力状态和患者选择意愿。

• 积极监测避免了对低风险疾病的过度治疗，积极监测在 PSA 筛查时代应用相应增加。在积极监测中，约 30% 的前列腺癌患者随后需要根治性治疗，其 10 年特异性生存率接近 100%。

• 体外放射治疗在局限性前列腺癌的根治性治疗中起着重要的作用。目前，该技术的重点是最大限度地增加肿瘤安全照射剂量，同时限制周围正常组织的辐射。

- 经会阴低剂量率(LDR)近距离放射疗法包括在超声引导下将 ^{125}I(或 ^{103}Pa)粒子植入前列腺。
- 高剂量率(HDR)近距离治疗通过一个空心导管将临时的 ^{192}Ir 植入前列腺。
- 手术现在可以通过开腹、腹腔镜或机器人辅助(RALP)进行。
- 转移性疾病患者的一线治疗方法是 ADT,即行睾丸切除术、使用促黄体生成素释放激素(LHRH)激动剂或促性腺激素释放激素(GnRH)拮抗剂。已有证据表明对于适当的患者应尽早加用多西紫杉醇。
- 对转移性去势抵抗性前列腺癌(mCRPC)的管理取决于疾病负荷、疾病位置、症状、PSA 变化的速度、患者健康状况、对以往治疗的反应以及患者的意愿。

（宋佳 译　刘南 校）

参考文献

1. National Collaborating Centre for Cancer. Prostate Cancer: diagnosis and treatment: Clinical Guideline. National Institute for Health and Care Excellence; 2014.
2. D'Amico AV, Whittington R, Malkowicz SB, Schultz D, Blank K, Broderick GA, et al. Biochemical outcome after radical prostatectomy, external beam radiation therapy, or interstitial radiation therapy for clinically localized prostate cancer. JAMA. 1998;280(11):969–74.
3. Draisma G, Boer R, Otto SJ, van der Cruijsen IW, Damhuis RA, Schröder FH, et al. Lead times and overdetection due to prostate-specific antigen screening: estimates from the European Randomized Study of Screening for Prostate Cancer. J Natl Cancer Inst. 2003;95(12):868–78.
4. Klotz L, Zhang L, Lam A, Nam R, Mamedov A, Loblaw A. Clinical results of long-term follow-up of a large, active surveillance cohort with localized prostate cancer. J Clin Oncol. 2010;28(1):126–31.
5. Selvadurai ED, Singhera M, Thomas K, Mohammed K, Woode-Amissah R, Horwich A, et al. Medium-term outcomes of active surveillance for localised prostate cancer. Eur Urol. 2013;64(6):981–7.
6. Nilsson S, Norlén BJ, Widmark A. A systematic overview of radiation therapy effects in prostate cancer. Acta Oncol. 2004;43(4):316–81.
7. Mottet N, Bastian P, Bellmunt J, et al. European Association of Urology. Guidelines on prostate cancer. 2014: Available from: https://www.uroweb.org/wp-content/uploads/1607-Prostate-Cancer_LRV3.pdf
8. Heemsbergen WD, Hoogeman MS, Witte MG, Peeters ST, Incrocci L, Lebesque JV. Increased risk of biochemical and clinical failure for prostate patients with a large rectum at radiotherapy planning: results from the Dutch trial of 68 GY versus 78 Gy. Int J Radiat Oncol Biol Phys. 2007;67(5):1418–24.
9. Denham JW, Steigler A, Lamb DS, Joseph D, Turner S, Matthews J, et al. Short-term neoadjuvant androgen deprivation and radiotherapy for locally advanced prostate cancer: 10-year data from the TROG 96.01 randomised trial. Lancet Oncol. 2011;12(5):451–9.
10. Roach M, Bae K, Speight J, Wolkov HB, Rubin P, Lee RJ, et al. Short-term neoadjuvant androgen deprivation therapy and external-beam radiotherapy for locally advanced prostate cancer:

long-term results of RTOG 8610. J Clin Oncol. 2008;26(4):585–91.

11. Bolla M, De Reijke TM, Van Tienhoven G, Van den Bergh AC, Oddens J, Poortmans PM, et al. Duration of androgen suppression in the treatment of prostate cancer. N Engl J Med. 2009;360(24):2516–27.

12. Pilepich MV, Winter K, Lawton CA, Krisch RE, Wolkov HB, Movsas B, et al. Androgen suppression adjuvant to definitive radiotherapy in prostate carcinoma—long-term results of phase III RTOG 85–31. Int J Radiat Oncol Biol Phys. 2005;61(5):1285–90.

13. Horwitz EM, Bae K, Hanks GE, Porter A, Grignon DJ, Brereton HD, et al. Ten-year follow-up of radiation therapy oncology group protocol 92–02: a phase III trial of the duration of elective androgen deprivation in locally advanced prostate cancer. J Clin Oncol. 2008;26(15):2497–504.

14. Swanson G, Thompson I, Tangen C, Paradelo J, Canby-Hagino E, Crawford E, et al. Update of SWOG 8794: adjuvant radiotherapy for pT3 prostate cancer improves metastasis free survival. Int J Radiat Oncol Biol Phys. 2008;72(1):S31.

15. Bolla M, van Poppel H, Tombal B, Vekemans K, Da Pozzo L, de Reijke TM, et al. Postoperative radiotherapy after radical prostatectomy for high-risk prostate cancer: long-term results of a randomised controlled trial (EORTC trial 22911). Lancet. 2012;380(9858):2018–27.

16. Grimm P, Billiet I, Bostwick D, Dicker AP, Frank S, Immerzeel J, et al. Comparative analysis of prostate-specific antigen free survival outcomes for patients with low, intermediate and high risk prostate cancer treatment by radical therapy. Results from the Prostate Cancer Results Study Group. BJU Int. 2012;109(s1):22–9.

17. British Uro-Oncology Group. British Association of Urological Surgeons (BAUS) Section of Oncology. Multidisciplinary Team (MDT) guidance for managing prostate cancer; 2013.

18. Crook J, Lukka H, Klotz L, Bestic N, Johnston M. Systematic overview of the evidence for brachytherapy in clinically localized prostate cancer. Can Med Assoc J. 2001; 164(7):975–81.

19. Wills F, Hailey DM. Brachytherapy for prostate cancer. Edmonton: Alberta Heritage Foundation for Medical Research; 1999.

20. Hoskin PJ, Motohashi K, Bownes P, Bryant L, Ostler P. High dose rate brachytherapy in combination with external beam radiotherapy in the radical treatment of prostate cancer: initial results of a randomised phase three trial. Radiother Oncol. 2007;84(2):114–20.

21. Martinez AA, Gonzalez J, Ye H, Ghilezan M, Shetty S, Kernen K, et al. Dose escalation improves cancer-related events at 10 years for intermediate-and high-risk prostate cancer patients treated with hypofractionated high-dose-rate boost and external beam radiotherapy. Int J Radiat Oncol Biol Phys. 2011;79(2):363–70.

22. Bill-Axelson A, Holmberg L, Ruutu M, Garmo H, Stark JR, Busch C, et al. Radical prostatectomy versus watchful waiting in early prostate cancer. N Engl J Med. 2011;364(18):1708–17.

23. Wilt TJ, Brawer MK, Jones KM, Barry MJ, Aronson WJ, Fox S, et al. Radical prostatectomy versus observation for localized prostate cancer. N Engl J Med. 2012;367(3):203–13.

24. Vickers AJ, Savage CJ, Hruza M, Tuerk I, Koenig P, Martínez-Piñeiro L, et al. The surgical learning curve for laparoscopic radical prostatectomy: a retrospective cohort study. Lancet Oncol. 2009;10(5):475–80.

25. Van Poppel H, Joniau S. An analysis of radical prostatectomy in advanced stage and high-grade prostate cancer. Eur Urol. 2008;53(2):253–9.

26. Makarov DV, Trock BJ, Humphreys EB, Mangold LA, Walsh PC, Epstein JI, et al. Updated nomogram to predict pathologic stage of prostate cancer given prostate-specific antigen level, clinical stage, and biopsy Gleason score (Partin tables) based on cases from 2000 to 2005. Urology. 2007;69(6):1095–101.

27. Briganti A, Larcher A, Abdollah F, Capitanio U, Gallina A, Suardi N, et al. Updated nomogram predicting lymph node invasion in patients with prostate cancer undergoing extended pelvic lymph node dissection: the essential importance of percentage of positive cores. Eur Urol. 2012;61(3):480–7.

28. Sweeney et al. Chemohormonal therapy in metastatic hormone sensitive prostate cancer. NEJM. 2015;373:737–46.

29. James et al. Addition of docetaxel, zoledronic acid, or both to first-line long-term hormone therapy in prostate cancer. Lancet. 2016;387:1163–77.

30. Venkitaraman R, Thomas K, Huddart RA, Horwich A, Dearnaley DP, Parker CC. Efficacy of low-dose dexamethasone in castration-refractory prostate cancer. BJU Int. 2008;101(4):440–3.

31. Venkitaraman R, Thomas K, Murthy V, Woode-Amissah R, Dearnaley DP, Horwich A, et al. A randomized phase II trial of dexamethasone versus prednisolone as a secondary hormonal therapy in CRPC. ASCO—Genitourinary Cancers Symposium. J Clin Oncol. 2013;2013(Suppl 6):abst 123.
32. Berthold DR, Pond GR, Soban F, de Wit R, Eisenberger M, Tannock IF. Docetaxel plus prednisone or mitoxantrone plus prednisone for advanced prostate cancer: updated survival in the TAX 327 study. J Clin Oncol. 2008;26(2):242–5.
33. De Bono J, Oudard S, Ozguroglu M, Hansen S, Machiels J, Shen L, et al. Cabazitaxel or mitoxantrone with prednisone in patients with metastatic castration-resistant prostate cancer (mCRPC) previously treated with docetaxel: final results of a multinational phase III trial (TROPIC). J Clin Oncol. 2010;28(7s):4508.
34. Fizazi K, Scher HI, Molina A, Logothetis CJ, Chi KN, Jones RJ, et al. Abiraterone acetate for treatment of metastatic castration-resistant prostate cancer: final overall survival analysis of the COU-AA-301 randomised, double-blind, placebo-controlled phase 3 study. Lancet Oncol. 2012;13(10):983–92.
35. Rathkopf D, Smith M, de Bono JS, Logothetis CJ, Shore N, de Souza P, et al. Updated interim analysis (IA) of COU-AA-302, a randomized phase III study of abiraterone acetate (AA) in patients (pts) with metastatic castration-resistant prostate cancer (mCRPC) without prior chemotherapy. ASCO—Genitourinary Cancers Symposium. J Clin Oncol. 2013;(Suppl 6): abstr 5.
36. Cabot RC, Harris NL, Rosenberg ES, Shepard J-AO, Cort AM, Ebeling SH, et al. Increased survival with enzalutamide in prostate cancer after chemotherapy. N Engl J Med. 2012;367(13):1187–97.
37. Beer T, Armstrong A, Sternberg C, Higano C, Iversen P, Loriot Y, et al. Enzalutamide in men with chemotherapy naive metastatic prostate cancer (mCRPC): results of phase III PREVAIL study. ASCO—Genitourinary Cancers Symposium: J Clin Oncol. 2014.
38. Seidenfeld J, Samson DJ, Hasselblad V, Aronson N, Albertsen PC, Bennett CL, et al. Single-therapy androgen suppression in men with advanced prostate cancer: a systematic review and meta-analysis. Ann Intern Med. 2000;132(7):566–77.
39. Parker C, Nilsson S, Heinrich D, Helle S, O'Sullivan J, Fosså S, et al. Alpha emitter radium-223 and survival in metastatic prostate cancer. N Engl J Med. 2013;369(3):213–23.
40. Saad F, Gleason DM, Murray R, Tchekmedyian S, Venner P, Lacombe L, et al. A randomized, placebo-controlled trial of zoledronic acid in patients with hormone-refractory metastatic prostate carcinoma. J Natl Cancer Inst. 2002;94(19):1458–68.
41. Fizazi K, Carducci M, Smith M, Damião R, Brown J, Karsh L, et al. Denosumab versus zoledronic acid for treatment of bone metastases in men with castration-resistant prostate cancer: a randomised, double-blind study. Lancet. 2011;377(9768):813–22.

第 **4** 章

前列腺癌影像学表现

Vicky Goh，Giles Rottenberg

本章纲要

4.1 局部区域性病变 ………………………………………………………………… 26

    4.1.1 TRUS ………………………………………………………………… 26

    4.1.2 MRI ………………………………………………………………… 27

    4.1.3 转移性疾病 ………………………………………………………… 29

    4.1.4 临床指导 …………………………………………………………… 30

参考文献 …………………………………………………………………………… 30

影像学检查在前列腺癌的评估中起着重要的作用,包括诊断、定性、定位和引导活检、治疗计划的制订、治疗反应评估和监测。在当前实践中,补充临床评估的放射学技术包括 TRUS、用于局限性病变的多参数 MRI 和用于全身疾病的对比增强 CT。全身 MRI 也是一种检测转移灶的新技术。

4.1 局部区域性病变

4.1.1 TRUS

TRUS 对前列腺内部结构、膀胱、精囊和直肠前壁的显示具有良好的空间分辨率和对比度,可对前列腺体积进行估计。可触及的肿瘤可表现为低回声或无回声,虽然肿瘤的回声强度有所变化。其主要作用是引导活检,通常在外周带的 3 个部位取多达 12 个样本[1]。这提供了肿瘤体积、范围和分级的信息,但也有局限性。疾病负担和分级可能被低估,而且该技术依赖于操作者,对结果有影响。敏感性为 39%~52%,特异性为 80%[2]。与 TRUS 活检相关的并发症包括疼痛、血尿、血精和感染[3]。

4.1.2 MRI

20 世纪 80 年代首次报道了 MRI T2W 序列,其比 TRUS 具有更高的敏感性和特异性[4]。目前采用与解剖和生理信息相结合的多参数 MRI 方法(表 4.1,图 4.1)[5]。与 1.5T MRI 相比,3.0T MRI 提供了更高的信噪比、更好的结构和功能细节[6]。与盆腔相控阵线圈相比,直肠内线圈增加了一个数量级的信噪比(SNR),这有利于 MR 波谱成像,但是增加了 MR 检查的不适感、时间和成本[7]。

形态学评价

将 T1W 和 T2W 序列联合应用。前列腺 T1W 图像对比度低,腺体信号均匀;然而,其对于与出血相关的局灶性 T2 低密度区显示清晰,因为这些区域表现为 T1 高信号,这是由顺磁的、富含铁的血液副产品的 T1 缩短效应造成的。

多平面 T2W 序列具有较高的空间分辨率、良好的信噪比和组织对比度。外周带(PZ)、中央腺体(CG)及病灶均清晰可见。也可评估前列腺的邻近结构,如精囊和神经脉管束。正常外周带在 T2W 图像上呈高信号。外周带肿瘤通常表现为界限清楚的局灶性低信号区。由于肿瘤和 CG 结构之间的对比度分辨率较低,因此,评估 CG 肿瘤可能更具挑战性,但也可能表现为低信号区域,产生"Charcoal 征"。单独的形态学评估对前列腺癌的检测敏感性有限,范围为 60%~96%[8-10]。

弥散加权 MRI

弥散加权 MRI 最常用的方法是单次激发自旋回波 EPI 序列[5]。在此处,使用水选择性激发和重聚焦脉冲在 60~100ms 的回波时间内从选定的层面产生自旋回波。随着 b 值的增加,在重聚焦脉冲施加前后应用扩散敏感梯度,由于正常外周带 T2 值相对较长,因此,b 值通常可达 $1400s/mm^2$。信号随着 b 值的增大而减弱,但减弱程度不同。与正常组织相比,细胞体积大而细胞外体积小的区域(例如,肿瘤内部)信号衰减

表 4.1　结合形态学和生理学评估的典型的多参数 MRI 序列

形态学	生理学
T1 轴位全骨盆	弥散加权序列
T2 矢状位	动态对比增强
T2 冠状位	^{1}H-MR 波谱
T2 轴位高分辨率	

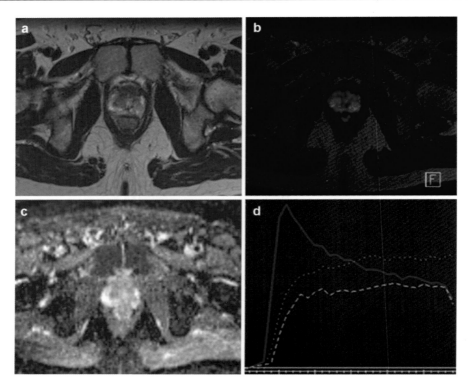

图 4.1 轴位 MRI 显示左侧前列腺尖部后缘肿瘤：(a)T2W，(b) 融合 T2 和高 b 值扩散加权，(c)表观扩散系数图，(d)动态信号强度曲线。与外周区和中央腺体相比，低信号肿瘤表现出扩散受限、对比剂快速流入和廓清(红色曲线)。

较慢，并保持较高的信号。表观扩散系数(ADC)可以通过至少 2 个 b 值的对数梯度的单指数拟合来计算，b 值代表水的扩散系数，单位为 mm²/s。典型肿瘤的 ADC 值通常较正常组织低。ADC 可改善前列腺癌的肿瘤特征，与前列腺癌 Gleason 评分高低相关[11]。

动态对比增强 MRI

　　前列腺动态对比增强 MRI 使用 T1W 3D 扰相梯度回波序列，时间分辨率≥5s，持续 2~5min，可在静脉注射低分子量钆对比剂后进行定性评估(通过信号强度–时间曲线)或定量评估(通过动力学建模)信号–强度时间变化[5]。时间分辨率和采集长度足以使对比剂的"流入(wash-in)""廓清(wash-out)"和再循环得到评估。由于对比剂 T1 缩短效应，肿瘤典型地表现为 T1 高信号，反映了新生血管增多，在信号强度–时间曲线(3 型曲线)上表现为快速的流入和廓清。

MR 波谱成像

¹H MRS 伴水抑制脉冲可提示柠檬酸、肌酸和胆碱的存在；然而，其临床应用仍不确定[5]。在健康的前列腺内，最显著的波谱信号来自柠檬酸亚甲基质子(Cit, 3.2ppm)，以及含肌酸(Cr, 3ppm)和胆碱(Cho, 2.6ppm)的甲基基团。

在癌症中，胆碱(与膜的生成和降解有关)和(Cho + Cr)/Cit 比值增加，后者被用作外周带的生物标志物，比中央腺体更成功，因为后者的信号更不均匀。

4.1.3 转移性疾病

转移性疾病最常见的部位是骨骼和淋巴结。行增强 CT 以评估转移性疾病的负荷和治疗反应；然而，该方法在骨骼疾病方面有其局限性[12]。全身 MRI 是一种新兴的临床技术。T1W MRI、T2W MRI 和弥散 MRI 联合应用较 CT 有更大的应用前景，但其缺点是检查时间较长(图 4.2)。

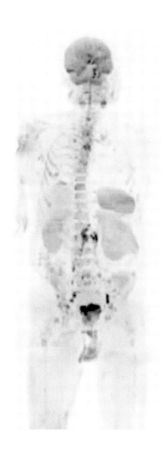

图 4.2　弥散加权 MRI：MIP 图像显示弥漫性骨转移病和腹部结节病(黑色区域)。

4.1.4 临床指导

诊断

NICE 的指南在 2014 年更新[1]。对于疑似前列腺癌的患者,首先要进行 TRUS 引导下的前列腺穿刺活检。对于初次活检阴性且怀疑为癌症的患者, 建议使用多参数 MRI 来确定是否有必要进行第二次活检。

分期

如果 T 期和 N 期将改变治疗方法,那么对于活检阳性且有根治意向的患者,建议使用多参数 MRI 分期。重要的是,要确定肿瘤是否仍然局限于器官($\leq$T2)或扩展到腺体以外($\geq$T3)。影像检查可显示前列腺癌是否有包膜外浸润、神经血管和精囊侵犯。如果是高危前列腺癌,并且强烈怀疑疾病已经扩散到骨盆区域以外,则需要进行全身 CT 扫描以完善分期。

积极监测

对于低至中等风险的癌症,建议在基线使用多参数 MRI。在 1~5 年时间内,如果有临床需要或血清 PSA 升高,则建议使用 MRI 和(或)活检重新评估。

要点

影像学检查在前列腺癌的评估中起着重要的作用。

- TRUS 引导下的非靶向穿刺活检用于初步诊断。
- 前列腺的多参数 MRI 有助于前列腺内疾病的检测和定位,以及准确的局部分期。
- 行增强 CT 以评估转移性疾病的负荷和治疗反应。

(王豫梅 译 庞华 校)

参考文献

1. NICE clinical guidelines. Prostate cancer. 2014. http://publications.nice.org.uk/prostate-cancer-diagnosis-and-treatment-cg175. Accessed 8/7/2014.
2. Pondman KM, Fütterer JJ, ten Haken B, et al. MR-guided biopsy of the prostate: an overview of techniques and a systematic review. Eur Urol. 2008;54(3):517–27.
3. Yacoub JH, Verma S, Moulton JS, Eggener S, Aytekin O. Imaging-guided prostate biopsy: conventional and emerging techniques. Radiographics. 2012;32(3):819–37.
4. Poon PY, McCallum RW, Henkelman MM, et al. Magnetic resonance imaging of the prostate. Radiology. 1985;154(1):143–9.
5. Barentsz JO, Richenberg J, Clements R, et al. ESUR prostate MR guidelines 2012. Eur Radiol. 2012;22(4):746–57.

6. Rouviere O, Hartman RP, Lyonnet D. Prostate MR imaging at high-field strength: evolution or revolution? Eur Radiol. 2006;16(2):276–84.

7. Hricak H, White S, Vigneron D, et al. Carcinoma of the prostate gland: MR imaging with pelvic phased-array coils versus integrated endorectal—pelvic phased-array coils. Radiology. 1994;193(3):703–9.

8. Turkbey B, Pinto PA, Mani H, et al. Prostate cancer: value of multiparametric MR imaging at 3 T for detection—histopathologic correlation. Radiology. 2010;255(1):89–99.

9. Delongchamps NB, Rouanne M, Flam T, et al. Multiparametric magnetic resonance imaging for the detection and localization of prostate cancer: combination of T2-weighted, dynamic contrast-enhanced and diffusion-weighted imaging. BJU Int. 2011;107(9):1411–8.

10. Umbehr M, Bachmann LM, Held U, et al. Combined magnetic resonance imaging and magnetic resonance spectroscopy imaging in the diagnosis of prostate cancer: a systematic review and meta-analysis. Eur Urol. 2009;55(3):575–90.

11. Donati OF, Afaq A, Vargas HA, et al. Prostate MRI: evaluating tumor volume and apparent diffusion coefficient as surrogate biomarkers for predicting tumor gleason score. Clin Cancer Res. 2014;20(14):3705–11. [Epub ahead of print].

12. Hricak H, Dooms GC, Jeffrey RB, et al. Prostatic carcinoma: staging by clinical assessment, CT and MR imaging. Radiology. 1987;162(2):331–6.

第 5 章

PET/CT 在前列腺癌管理中的应用

Benjamin Taylor, Anna Paschali, Vineet Pant, Ishita B. Sen, Gary Cook

本章纲要

5.1 前列腺恶性肿瘤的诊断 ………………………………………………… 33

5.2 前列腺恶性肿瘤的分期 ………………………………………………… 33

5.3 复发时的再分期 …………………………………………………………… 39

5.4 评估治疗反应 ……………………………………………………………… 41

5.5 预后预测 …………………………………………………………………… 42

5.6 放射治疗计划 ……………………………………………………………… 42

总结 …………………………………………………………………………… 45

参考文献 ……………………………………………………………………… 47

PET/CT 在前列腺癌管理策略中有许多潜在的作用,本章将逐一介绍:

1.诊断

2.分期

3.复发后再分期

4.监测治疗反应

5.预测疗效

6.放射治疗计划

目前,已经开发出种类繁多的 PET 放射性药物,每一种药物都有选择地针对特定的细胞功能或结构。临床肿瘤 PET 显像中最常用的示踪剂是 ^{18}F-FDG,为葡萄糖类似物,在糖酵解旺盛的细胞中积累。然而,^{18}F-FDG PET 从未在前列腺恶性肿瘤中得到广泛应用,因其诊断分期的敏感性仅为 75%,而检测复发性疾病的敏感性仅为 26%[1]。尿中 ^{18}F-FDG 的集聚会掩盖前列腺成像。

胆碱示踪剂(通常由 [11]C 或 [18]F 标记)在前列腺癌的研究方面受到的关注越来越多,在英国,胆碱示踪剂的临床应用也越来越多(图 5.1 至图 5.8)。胆碱是细胞膜磷脂合成的重要成分。包括前列腺癌在内的肿瘤对细胞膜合成的需求增加,经 MRI 波谱证实,前列腺癌细胞胆碱胞内转运增加,胆碱代谢增加[2,3]。PSMA PET 示踪剂在前列腺癌成像中的接受度越来越高,在大多数应用中可能会取代胆碱示踪剂(见第 6 章)。

醋酸盐是许多细胞过程的底物,包括导致脂肪酸合成的代谢途径。放射标记的醋酸盐示踪剂已被证明在前列腺癌成像中有应用价值,包括在 PSA 水平较低的患者中,但此类示踪剂既不是癌症特异性,也不是前列腺特异性。

越来越多的前列腺特异性示踪剂引起了人们的兴趣,包括 PSMA 靶向成像示踪剂,以及靶向雄激素受体示踪剂(图 5.9 至图 5.11)。PSMA 是 Ⅱ 型跨膜蛋白,在前列腺癌中过表达[4]。

其他示踪剂在前列腺癌显像中已经显示出潜在的应用价值,包括氨基酸转移的标志物(例如,亮氨酸类似物、抗 1–氨基–3–[18]F–氟环丁烷–1–羧酸、[18]F–FACBC)、细胞增殖[如 [18]F–氟胸苷(FLT)]、缺氧([18]F–氟咪唑)和血管生成(RGDbased 示踪剂)。这些示踪剂在前列腺癌治疗中有潜在的作用。

5.1 前列腺恶性肿瘤的诊断

目前诊断前列腺癌的方法包括血清 PSA 水平、DRE 和 TRUS 引导下活检,这些诊断工具提供的术前肿瘤分级仅在约 69% 的前列腺癌患者中是准确的[5]。

多数前列腺恶性肿瘤显示胆碱 PET 示踪剂摄取增高。然而,良性前列腺肥大也可见示踪剂摄取,一些报道称这些示踪剂不能区分良性与恶性前列腺组织[6]。胆碱 PET/CT 对局限性前列腺恶性肿瘤诊断敏感性可达 90%,特异性为 86%[7],但对于较小的肿瘤准确性较低。

目前还没有足够的证据支持使用胆碱 PET/CT 或其他示踪剂来筛查恶性肿瘤患者。该方法对重复前列腺活检阴性患者的引导作用可能在临床上存在争议[8]。但目前这仍是一个值得研究的领域。

5.2 前列腺恶性肿瘤的分期

考虑到胆碱 PET 在鉴别良恶性组织准确性上的不确定性,该技术在 T 分期前列腺肿瘤中的应用价值有限。临床广泛使用的 PET/CT 扫描仪的空间分辨率不足以准确评估前列腺包膜是否侵犯或破裂。一项采用 [18]F–胆碱 PET/MRI 检查(n=15)的研究

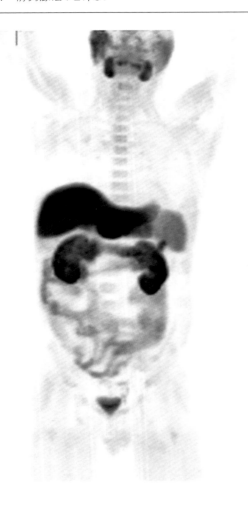

图 5.1 正常 [18]F-胆碱 PET 扫描(MIP 图像)。在唾液腺、肝脏、脾脏、肾脏、肠和膀胱等处存在胆碱的生理摄取,骨髓活性低(正常表现)。

表明,PET/MRI 的发展可能较好地显示 T 分期[9](图 5.3 和图 5.8)。

在诊断时识别淋巴结转移(N 分期)具有重要的临床意义,但包括 MRI 在内的所有影像学方法都难以准确实现。Contractor 等发现 [11]C-胆碱 PET/CT 比 MRI 对淋巴结分期更敏感($P=0.007$),发现更多亚厘米级的淋巴结转移[10]。虽然胆碱 PET/CT 显示出良好的特异性,但其敏感性相对较低,且取决于受累淋巴结的大小和 PSA 水平。De Jong 等报道的敏感性和特异性分别为 80% 和 96%,但研究的 67 例患者的平均 PSA 值>100ng/mL。相比之下,Beheshti 等回顾了平均 PSA 为 27ng/mL 的 130 例患者[提示患者的疾病较早和(或)疾病负荷较轻]的研究结果,并报道了对淋巴结分析的敏感性仅为 45%,但特异性为 96%[8];如果只考虑直径>5mm 的淋巴结,敏感性可提高至 66%。其他研究也显示了类似的敏感性和特异性[10-12]。

远处转移性疾病的诊断具有重要的治疗意义;转移性前列腺癌是无法治愈的,因

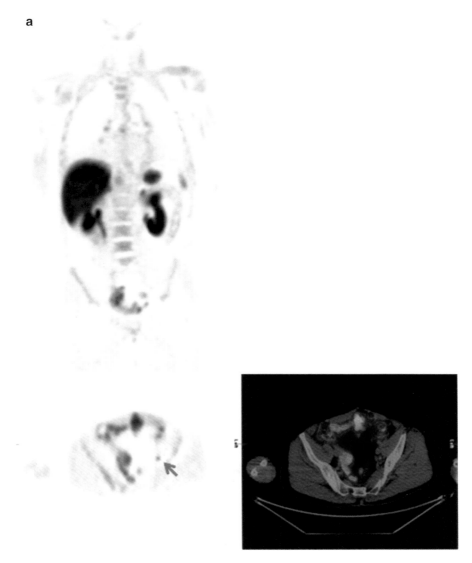

图 5.2　患者,男,65 岁,前列腺癌,前列腺切除术后 PSA 增高。(a)[11]C–胆碱冠状位 PET、轴位 PET 和骨盆融合 PET/CT。(b)[18]F–胆碱冠状位 PET、跨轴位 PET 及骨盆融合 PET/CT。[11]C–胆碱和 [18]F–胆碱 PET/CT 研究间隔 5 个月。两种示踪剂均显示左侧髂外淋巴结(直径 8mm)代谢活跃(箭头所示)。在 [18]F–胆碱扫描后更明显,与淋巴结转移一致。此外,在这两项研究中,与非特异性反应性改变一致的是纵隔/肺门和腹股沟淋巴结的少量摄取。注意两个示踪剂的生物分布略有不同。[11]C–胆碱显像时,尿中聚集少,肌肉活性低。(待续)

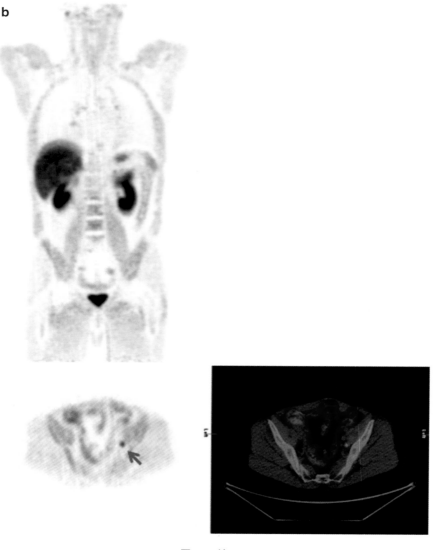

图 5.2(续)

此,仅针对原发疾病的侵入性治疗不太合适。前列腺癌最常扩散到骨骼,典型的表现为骨质硬化。目前最常用的筛查转移性骨病的成像方法是使用全身骨扫描成像技术,使用 99mTc 标记的二磷酸盐,这些二磷酸盐被吸附到转移性骨基质中,而转移性骨基质是由过度的成骨活性引起的。18F-氟化物作为 PET 示踪剂,具有类似的摄取机制,但可从 PET/CT 成像的分辨率中获得潜在的好处,提供定量的诊断和常规的断层成像信息(图 5.12)。最快的成像在注射后 1 小时。有关胆碱 PET/CT 与标准骨显像在前列腺癌患者中的比较,Picchio 等报道了 11C-胆碱 PET/CT 识别骨转移的敏感性为

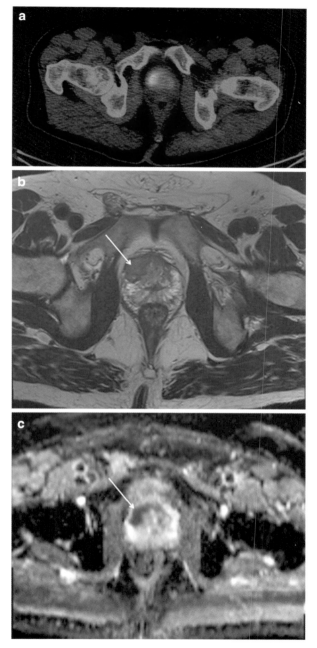

图 5.3　前列腺癌初诊患者。(a)[18]F–胆碱扫描显示前列腺右侧原发癌摄取异常，与 (b)T2W 图像上低信号区相对应，(c)ADC MRI 扫描显示弥散受限。

89%，骨显像识别的敏感性为 100%，但 [11]C–胆碱 PET/CT 的特异性为 98%，而骨显像的特异性为 75%[13]。类似的结果在其他组中也有报道[14]。胆碱作为示踪剂的这种优势可能是因为其在慢性退行性病变中很少增加摄取，而不像标准的 [99m]Tc 骨显像。

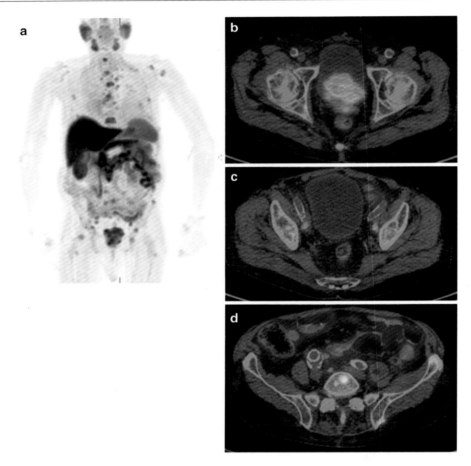

图 5.4 1 例前列腺癌患者 , PSA 为 300ng/mL。^{18}F—胆碱 PET/CT 显示前列腺、淋巴结和骨骼转移的摄取异常。(a)MIP , (b)盆腔轴位融合图像 , (c)前列腺 , (d)盆腔淋巴结 , 髂淋巴结和骨转移。

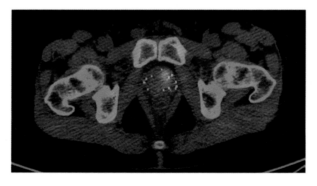

图 5.5 1 例曾接受近距离放射治疗的患者 , 随后发现其 PSA 升高。^{18}F—胆碱扫描显示前列腺内复发性疾病 , 但无淋巴结区或远处转移性疾病。

图 5.6　患者,男,72 岁,前列腺癌,^{18}F–胆碱轴位 CT、PET 和融合 PET/CT 图像。该患者曾接受近距离放射治疗,随后 PSA 升高。图像显示左侧精囊(箭头所示)的局部活性,提示肿瘤复发。

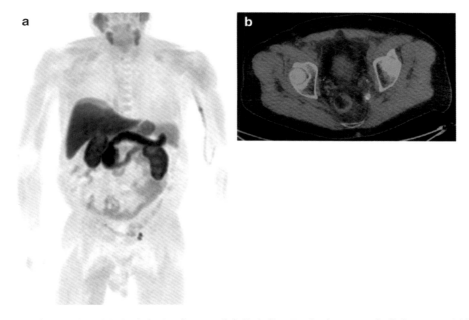

图 5.7　1 例前列腺根治性切除术后 1 年 PSA 升高的患者。^{18}F–胆碱 PET/CT 扫描在(a)MIP 图像和(b)轴位融合图像上显示骨盆左侧小体积淋巴结转移。

Beheshti 等报道,在一项研究中,^{18}F–胆碱 PET/CT 发现早期骨髓转移,但 CT 上未见[8]。目前, 还没有证据表明胆碱 PET/CT 与标准分期技术相比在鉴别前列腺癌骨转移方面具有优越性,但其可能在某些个例中具有解决问题的价值(图 5.4)。

5.3　复发时的再分期

影像检查需要识别疾病复发的部位,特别是复发是否局限在前列腺内、是否有局

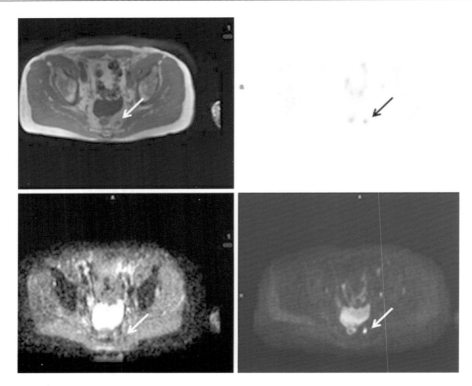

图 5.8   患者,男,68 岁,先前因前列腺癌接受前列腺切除术,随后 PSA 升高。¹⁸F–胆碱 PET/MRI 轴位盆腔图像,T2(左上),PET(右上),ADC 图(左下),b=900s/mm²(右下)。在 b=900s/mm² 弥散加权像上,图像显示左侧骶前淋巴结复发(箭头所示),¹⁸F–胆碱活性高,ADC 信号降低,DWI 信号高。

部或远处淋巴结或远处转移扩散。这具有重要的治疗意义。对于局限性局部复发仍可通过抢救治疗治愈。因前列腺癌患者血清 PSA 升高而怀疑复发的情况并不少见。TRUS 引导的活检仅在 25%~54% 的患者中检测到局部复发,在 PSA 值较低时尤其差[15,16]。CT 对复发性疾病的诊断准确性较低[17]。

大多数关于前列腺癌 PET 示踪剂的研究都是在疾病复发时对患者进行检查(图 5.5 至图 5.8)。最近的一项纳入 19 项研究(1555 例患者)的 Meta 分析显示,肿瘤复发时胆碱 PET 和 PET/CT 成像检查的综合诊断敏感性为 85.6%(95% CI=60.6%~100%),特异性为 92.6%(36.4%~100%),其中淋巴结转移的诊断敏感性为 100%(90.5%~100%),特异性为 81.8%(48.2%~97.7%),前列腺床疾病的敏感性为 75.4%(66.9%~82.6%),特异性为 82%(68.6%~91.4%)[18]。¹⁸F–胆碱 PET 成像的敏感性与疾病的 PSA 水平和初始 Gleason 评分成正比[12,14,19-25]。Husarik 等报道,当 PSA≤2ng/mL 时,胆碱 PET/CT 的诊断敏感性为 70%,而当 PSA>2ng/mL 时,诊断敏感性为 86%[12]。

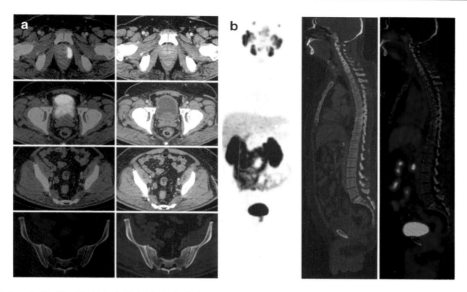

图 5.9　患者,男,最近被诊断为前列腺腺癌(Gleason 评分:4+4)。图为其 ⁶⁸Ga–PSMA PET/CT 图像。(a)轴位骨盆融合 PET/CT 和 CT 图像;(b)PET MIP、矢状位 CT 和融合 PET/CT 图像。⁶⁸Ga–PSMA 浓聚的病变累及前列腺的左前后周区外周带。(b)身体其他部位未见 ⁶⁸Ga–PSMA 浓聚。⁶⁸Ga–PSMA 生理性分布于泪腺、唾液腺、肝脏、肠管、肾脏和膀胱。

另一组报道,当 PSA ≤ 1ng/mL 时,敏感性仅为 20%;PSA 为 1~5ng/mL 时,敏感性为 44%;PSA>5ng/mL 时,敏感性为 82%[24]。

　　其他的示踪剂在临床应用中已经显示出了效用。有一种观点认为,醋酸盐示踪剂可能在较低 PSA 水平患者的疾病复发部位的识别中发挥作用, 在早期前列腺癌沉积物中,醋酸盐是 TCA 循环中氧化产生能量的底物[26]。标记雄激素受体的配体(例如,¹⁸F–FDHT) 可能有助于证实雄激素受体在复发性雄激素抵抗性疾病患者中的作用[26]。

　　与 ¹⁸F–胆碱 PET/CT 相比, 使用 ⁶⁸Ga 标记的 PSMA 配体示踪剂的检出率有统计学意义上的提高,具有更高的病灶 SUVmax 和更高的肿瘤背景比[27]。也有越来越多的证据支持 ¹⁸F–FACBC(一种亮氨酸类似物),与 ¹¹C–胆碱 PET/CT 相比,其用于检测复发性疾病的敏感性提高[28]。

5.4　评估治疗反应

　　目前, 还没有证据表明使用胆碱 PET/CT 优于标准 PET/CT 的临床治疗反应监测,尽管这种功能成像可能具有显著的优势, 特别是在治疗反应监测方面比现行

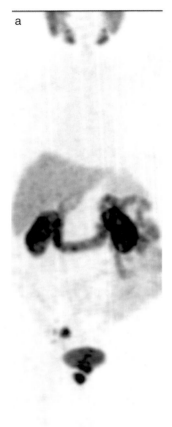

a

图 5.10　1 例男性前列腺癌患者(Gleason 评分:5+4)。图为其 ^{68}Ga-PSMA PET/CT 图像。(a)PET MIP,(b)轴位(上)和冠状位(下)前列腺融合 PET/CT 和 CT,(c)轴位骨盆 PET/CT 和 CT 图像,(d)轴位骨盆 PET/CT 和 CT 图像(骨窗)。图示右侧外周带原发性前列腺癌(a,b)、右侧髂内外淋巴结转移(c)、右侧髂骶骨转移(d)。(待续)

PCWG2 指南更早实现[29];目前的研究现状是,在小鼠模型中的研究已经凸显了 ^{11}C–胆碱和 ^{18}F–FLT PET 成像在检测多西他赛化疗反应方面的潜力[30,31]。雄激素受体靶向示踪剂可能在靶向治疗的开发和后续的治疗监测中具有实用价值。

5.5 预后预测

据报道,肿瘤复发时 ^{11}C–胆碱 PET/CT 扫描阴性结果与较高的疾病特异性生存率和较低的治疗率相关[32]。相反,阳性结果预测无复发生存率较差[33]。

5.6 放射治疗计划

利用功能成像确定放射治疗靶体积的研究越来越受到关注;对于前列腺癌来说,这与如何最佳处理盆腔淋巴结转移患者的不确定性有关。Pinkawa 等已经证明了使

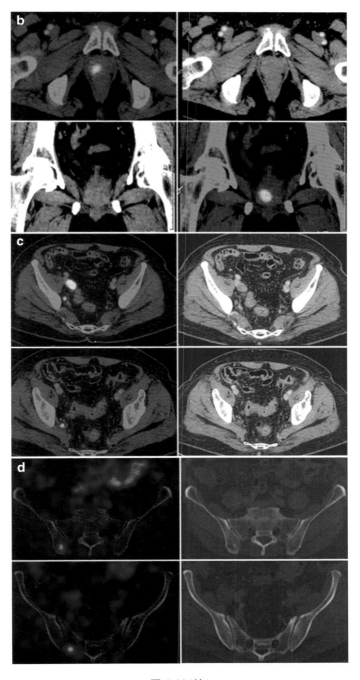

图 5.10(续)

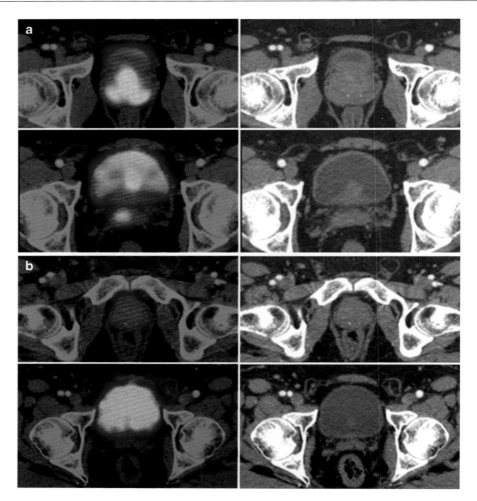

图 5.11　1 例患者的 ⁶⁸Ga–PSMA PET/CT 图像。(a)前列腺和精囊轴位 PET/CT 和 CT；(b)激素治疗后相同的图像。(a)基线图像显示外周带和中心区域以及右侧精囊的原发癌。(b)在接受激素治疗后，所有疾病部位的活性都明显降低。

用 ¹⁸F–胆碱 PET/CT 在放疗期间通过同步整合加量实现剂量增加的可行性[34]，尽管这种方法的长期生存数据有待观察。Vees 等将 ⁹⁹ᵐTc–Nanocoll 前列腺前哨淋巴结检测与 SPECT/CT 联合使用，对 20 例高危前列腺癌患者进行 ¹⁸F–胆碱 PET/CT 分析，结果显示 40% 的患者在标准盆腔放射治疗靶体积外有淋巴结受累，提示该方法可调整放射治疗体积[35]。

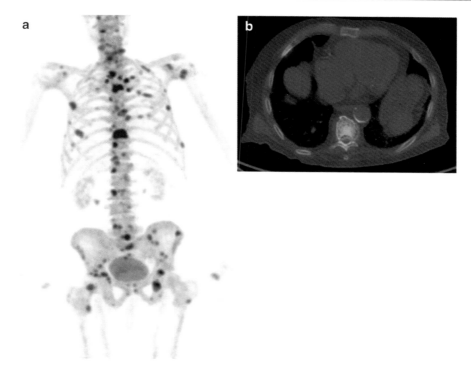

图 5.12　^{18}F-氟化物 PET/CT 扫描(a)MIP 图像和(b)下胸椎轴位融合图像显示多发性骨转移。图示患者与图 5.4 为同一患者。

总结

随着技术的进步,以及人们对肿瘤生物学和相关代谢过程的深入了解,加上人们对 PET 成像的优缺点(与传统显像相比)更加了解,新的 PET 示踪剂得到了快速的发展(表 5.1)。将新型示踪剂转化为广泛的临床应用并没有那么快,而且需要有适当的成像设备。胆碱 PET 显像在英国越来越多地被使用,尤其是在 PSA 进展时,但在诊断时也要评估淋巴结情况。PSMA 示踪剂正显示出越来越重要的价值,并可能被更广泛地使用(见第 6 章)。功能成像在早期和准确检测治疗反应中的作用仍然是一个重要的目标,目前正在进行研究。PET 显像在靶向放射治疗和靶向药物开发中可以发挥更大的作用。在不久的将来,PET 成像可能会成为前列腺管理模式中不可或缺的一部分。

表 5.1　PET 在前列腺癌成像中的优缺点

PET 在前列腺癌成像中的优点

　　对转移性疾病高度敏感

　　敏感性不依赖于病灶大小

　　胆碱示踪剂目前在英国广泛使用,但可能会被 PSMA 示踪剂取代

　　胆碱 PET 对盆腔淋巴结检测的特异性好

　　胆碱 PET 可能影响放射治疗管理计划的挽救性放射治疗

　　早期数据显示,新型示踪剂(例如,^{18}F-FACBC 和 PSMA 示踪剂)具有更高的诊断准确性

　　与 ^{99m}Tc-MDP 骨扫描相比,^{18}F-氟化物 PET/CT 显示了更高的骨骼成像诊断准确性

PET 在前列腺癌成像中的缺点

　　对原发肿瘤的特异性差

　　胆碱示踪剂不是前列腺癌特异性的

　　胆碱示踪剂在 PSA<1ng/mL 时对复发性疾病的敏感性较低

　　目前还没有关于哪种 PET 示踪剂最优的共识

　　PET/CT(和 PET/MRI)比骨扫描或 MRI 更昂贵

要点

- PET/CT 在前列腺癌管理策略中有许多潜在的作用。
- 已开发出种类繁多的 PET 放射性药物,每一种药物都选择性地针对特定的细胞功能或结构。
- 胆碱示踪剂(通常为 ^{11}C 或 ^{18}F 标记)在前列腺癌的研究方面受到的关注越来越多,在英国的临床应用也越来越多。
- 越来越多的前列腺特异性示踪剂引起了人们的兴趣,包括 PSMA 靶向成像示踪剂,以及靶向雄激素受体示踪剂。PSMA 是 II 型跨膜蛋白,在前列腺癌中过表达。
- 多数前列腺恶性肿瘤显示胆碱 PET 示踪剂摄取增高。然而,良性前列腺肥大也可见示踪剂摄取,一些报道称这些示踪剂不能区分良性与恶性前列腺组织。
- 考虑到胆碱 PET 在鉴别良恶性组织准确性上的不确定性,该技术在 T 分期前列腺肿瘤中的应用价值有限。
- ^{11}C-胆碱 PET/CT 比 MRI 对淋巴结分期更敏感,可以检测到更多亚厘米级的淋巴结转移。
- 目前,还没有证据表明胆碱 PET/CT 与标准分期技术相比在鉴别前列腺癌骨转移方面具有优越性。

　　• 肿瘤复发时，^{11}C−胆碱 PET/CT 扫描阴性结果与较高的疾病特异性生存率和较低的治疗率相关。相反，阳性结果预测无复发生存率较差。

（王豫梅 译　陈跃 校）

参考文献

1. Gambhir SS, Czernin J, Schwimmer J, Silverman DH, Coleman RE, Phelps ME. A tabulated summary of the FDG PET literature. J Nucl Med. 2001;42:1S–93S.
2. McCarthy M, Siew T, Campbell A, et al. ^{18}F-Fluoromethylcholine (FCH) PET imaging in patients with castration-resistant prostate cancer: prospective comparison with standard imaging. Eur J Nucl Med Mol Imaging. 2011;38:14–22.
3. Kurhanewicz J, Vigneron DB, Hricak H, Narayan P, Carroll P, Nelson SJ. Three-dimensional H-1 MR spectroscopic imaging of the in situ human prostate with high (0.23–0.7 cm^3) spatial resolution. Radiology. 1996;198:795–805.
4. Mease RC, Foss CA, Pomper MG. PET imaging in prostate cancer: focus on prostate-specific membrane antigen. Curr Top Med Chem. 2013;13:951–62.
5. Rajinikanth A, Manoharan M, Soloway CT, Civantos FJ, Soloway MS. Trends in Gleason score: concordance between biopsy and prostatectomy over 15 years. Urology. 2008;72:177–82.
6. Schmid DT, John H, Zweifel R, et al. Fluorocholine PET/CT in patients with prostate cancer: initial experience. Radiology. 2005;235:623–8.
7. Li X, Liu Q, Wang M, et al. C-11 choline PET/CT imaging for differentiating malignant from benign prostate lesions. Clin Nucl Med. 2008;33:671–6.
8. Beheshti M, Imamovic L, Broinger G, et al. 18F choline PET/CT in the preoperative staging of prostate cancer in patients with intermediate or high risk of extracapsular disease: a prospective study of 130 patients. Radiology. 2010;254:925–33.
9. Wetter A, Lipponer C, Nensa F, et al. Simultaneous 18F choline positron emission tomography/magnetic resonance imaging of the prostate: initial results. Investig Radiol. 2013;48(5):256–62.
10. Contractor K, Challapalli A, Barwick T, et al. Use of [11C]choline PET-CT as a noninvasive method for detecting pelvic lymph node status from prostate cancer and relationship with choline kinase expression. Clin Cancer Res. 2011;17:7673–83.
11. Schiavina R, Scattoni V, Castellucci P, et al. 11C-choline positron emission tomography/computerized tomography for preoperative lymph-node staging in intermediate-risk and high-risk prostate cancer: comparison with clinical staging nomograms. Eur Urol. 2008;54:392–401.
12. Husarik DB, Miralbell R, Dubs M, et al. Evaluation of [(18)F]-choline PET/CT for staging and restaging of prostate cancer. Eur J Nucl Med Mol Imaging. 2008;35:253–63.
13. Picchio M, Spinapolice EG, Fallanca F, et al. [11C]Choline PET/CT detection of bone metastases in patients with PSA progression after primary treatment for prostate cancer: comparison with bone scintigraphy. Eur J Nucl Med Mol Imaging. 2012;39:13–26.
14. Beheshti M, Vali R, Waldenberger P, et al. Detection of bone metastases in patients with prostate cancer by 18F fluorocholinea and 18F fluoride PET-CT: a comparative study. Eur J Nucl Med Mol Imaging. 2008;35:1766–74.
15. Leventis AK, Shariat SF, Slawin KM. Local recurrence after radical prostatectomy: correlation of US features with prostatic fossa biopsy findings. Radiology. 2001;219:432–9.
16. Scattoni V, Roscigno M, Raber M, et al. Multiple vesico-urethral biopsies following radical prostatectomy: the predictive roles of TRUS, DRE, PSA and the pathological stage. Eur Urol. 2003;44:407–14.
17. Older RA, Lippert MC, Gay SB, Omary RA, Hillman BJ. Computed tomography appearance of the prostatic fossa following radical prostatectomy. Acad Radiol. 1995;2:470–4.
18. Evangelista L, Zattoni F, Guttilla A, Saladini G, Colletti PM, Rubello D. Choline PET or PET/CT and biochemical relapse of prostate cancer: a systematic review and meta-analysis. Clin

Nucl Med. 2013;38(5):305–14.

19. Beauregard JM, Williams SG, Degrado TR, Roselt P, Hicks RJ. Pilot comparison of F-fluorocholine and F-fluorodeoxyglucose PET/CT with conventional imaging in prostate cancer. J Med Imaging Radiat Oncol. 2010;54:325–32.

20. Beheshti M, Vali R, Waldenberger P, et al. The use of F-18 choline PET in the assessment of bone metastases in prostate cancer: correlation with morphological changes on CT. Mol Imaging Biol. 2009;11:446–54.

21. Cimitan M, Bortolus R, Morassut S, et al. [18F]fluorocholine PET/CT imaging for the detection of recurrent prostate cancer at PSA relapse: experience in 100 consecutive patients. Eur J Nucl Med Mol Imaging. 2006;33:1387–98.

22. Heinisch M, Dirisamer A, Loidl W, et al. Positron emission tomography/computed tomography with F-18-fluorocholine for restaging of prostate cancer patients: meaningful at PSA < 5 ng/ml? Mol Imaging Biol. 2006;8:43–8.

23. Vees H, Buchegger F, Albrecht S, et al. 18F-choline and/or 11C-acetate positron emission tomography: detection of residual or progressive subclinical disease at very low prostate-specific antigen values (<1 ng/mL) after radical prostatectomy. BJU Int. 2007;99:1415–20.

24. Pelosi E, Arena V, Skanjeti A, et al. Role of whole-body 18F-choline PET/CT in disease detection in patients with biochemical relapse after radical treatment for prostate cancer. Radiol Med. 2008;113:895–904.

25. Detti B, Scoccianti S, Franceschini D, et al. Predictive factors of [18F]-Choline PET/CT in 170 patients with increasing PSA after primary radical treatment. J Cancer Res Clin Oncol. 2013;139:521–8.

26. Castellucci P, Jadvar H. PET/CT in prostate cancer: non-choline radiopharmaceuticals. Q J Nucl Med Mol Imaging. 2012;56:367–74.

27. Afshar-Oromieh A, Zechmann CM, Malcher A, et al. Comparison of PET imaging with a Ga-68-labelled PSMA ligand and F-18-choline-based PET/CT for the diagnosis of recurrent prostate cancer. Eur J Nucl Med Mol Imaging. 2014;41:11–20.

28. Nanni C, Schiavina R, Boschi S, et al. Comparison of 18F-FACBC and 11C-choline PET/CT in patients with radically treated prostate cancer and biochemical relapse: preliminary results. Eur J Nucl Med Mol Imaging. 2013;40:S11–7.

29. Scher HI, Halabi S, Tannock I, et al. Design and end points of clinical trials for patients with progressive prostate cancer and castrate levels of testosterone: recommendations of the Prostate Cancer Clinical Trials Working Group. J Clin Oncol. 2008;26:1148–59.

30. Schwarzenbock S, Sachs D, Souvatzoglou M, et al. [[11C]choline as a pharmacodynamic marker for docetaxel therapy]. Nuklearmedizin. 2013;52(4):141–7.

31. Oyama N, Ponde DE, Dence C, Kim J, Tai YC, Welch MJ. Monitoring of therapy in androgen-dependent prostate tumor model by measuring tumor proliferation. J Nucl Med. 2004;45:519–25.

32. Breeuwsma AJ, Rybalov M, Leliveld AM, Pruim J, de Jong IJ. Correlation of [11C]choline PET-CT with time to treatment and disease-specific survival in men with recurrent prostate cancer after radical prostatectomy. Q J Nucl Med Mol Imaging. 2012;56(5):440–6.

33. Reske SN, Moritz S, Kull T. [11C]Choline-PET/CT for outcome prediction of salvage radiotherapy of local relapsing prostate carcinoma. Q J Nucl Med Mol Imaging. 2012;56(5):430–9.

34. Pinkawa M, Piroth MD, Holy R, et al. Dose-escalation using intensity-modulated radiotherapy for prostate cancer—evaluation of quality of life with and without (18)F-choline PET-CT detected simultaneous integrated boost. Radiat Oncol. 2012;7:14.

35. Vees H, Steiner C, Dipasquale G, et al. Target volume definition in high-risk prostate cancer patients using sentinel node SPECT/CT and 18 F-choline PET/CT. Radiat Oncol. 2012;7:134.

第 6 章
放射性核素标记靶向 PMSA 小分子在前列腺癌诊疗中的应用

Uwe Haberkorn，Matthias Eder，Klaus Kopka，John W. Babich，Michael Eisenhut

本章纲要

6.1　诊断应用　·· 49

6.2　放射治疗　·· 52

参考文献　·· 54

胆碱示踪剂 PET/CT 过去曾被用于复发性疾病的分期和检测，但其敏感性和特异性较低，尤其是在 PSA 水平较低的患者中[1-3]。因此，需要开发改进成像特性的新型示踪剂。在这方面，PSMA 是一个很有前景的靶点。PSMA 是一种具有谷氨酸-羧肽酶和叶酸水解酶活性的 Ⅱ 型跨膜蛋白，在前列腺癌(包括晚期前列腺癌)中过表达[4,5]，在正常组织中低表达。配体与 PSMA 结合后，配体-PSMA 复合物被内化(图 6.1)，导致结合分子在肿瘤细胞中有效积聚。再加上示踪剂能被快速清除出血液循环，这将产生用于诊断的高图像质量和用于治疗应用的局部高剂量。有研究报道，PSMA 表达水平随着肿瘤的分期和分级而升高[5-7]。因此，各种靶向于 PSMA 的放射配体被开发并用于诊断和治疗[8-23]。本章主要讨论与 PSMA 结合的小分子。

6.1 诊断应用

由 ^{123}I、^{99m}Tc、^{18}F、^{111}In 和 ^{68}Ga 放射标记的抑制剂[8-23]含有多个基团，这些基团基于小分子抑制剂的发展，模拟内源性底物 N-乙酰-L-天冬氨酸-L-谷氨酸(NAAG)，通常由 N-乙酰化 α-连接酸性二肽酶 NAALADase 或谷氨酸羧肽酶 Ⅱ 裂解。

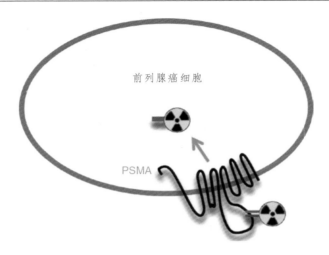

图 6.1　配体与 PSMA 结合后，配体–PSMA 复合物被内化，导致结合分子在肿瘤细胞中有效积聚。

　　首先应用于人类的 PSMA 高亲和力小分子抑制剂是 ^{123}I–MIP–1072 和 ^{123}I–MIP–1095。在患有转移性前列腺癌的男性患者中，使用这些药物分子后的 SPECT/CT 可以快速检测软组织、骨和前列腺[13]的肿瘤病变（注射后 1~4h）。

　　Glu–NH–CO–NH–Lys–（Ahx）–[[68]Ga（HBED–CC）]（[68]Ga–PSMA–11）是现场可用性和临床应用方面最成功的放射性药物之一[12]。图 6.2 和图 6.3 分别展示了局部复发和骨转移的患者图像。

　　在两项大样本前列腺病例（319 例和 248 例）的回顾性研究中，PSMA PET/CT 的检出率分别为 82.8% 和 89.5%[15,24]。肿瘤检测与 PSA 水平及雄激素剥夺治疗（ADT）呈正相关。Gleason 评分（GSC）和 PSA 倍增时间（PSA–DT）与肿瘤检测无关[15,24]。此外，PSA 值越高，检出率越高（当 PSA 分别为 <1ng/mL、1~2ng/mL、2~5ng/mL 和 ≥5ng/mL 时，PSMA PET/CT 的检出率分别为 81.8%、82.4%、92.1% 和 100%）[24]。在 4 种不同类型的患者中，组织学检查结果显示，30 例为假阴性，其余病变（n=416）均为真阳性或真阴性。基于病灶的敏感性、特异性、阴性预测值（NPV）和阳性预测值（PPV）分别为 76.6%、100%、91.4% 和 100%。一项基于患者的分析显示，116 例患者中有 88.1% 的患者可供随访，其中 50 例患者在 ^{68}Ga–PSMAPET/CT 显像后接受了局部治疗[15]。

　　在另一项对 59 例患者的回顾性研究中，[68]Ga–PSMA 配体 PET/CT 的结果显示有 52.4% 的患者改变了治疗方案，说明其对放射治疗的应用产生了显著影响[25]。

　　由于胆碱 PET/CT 显像已被广泛用于前列腺癌的诊断，因此，我们对 37 例前列腺癌生化复发患者进行了 [18]F-氟甲基胆碱和 ^{68}Ga–PSMA 配体 PET/CT 的对比研究，发现 ^{68}Ga–PSMA 配体 PET/CT 在 32 例患者中检出前列腺癌可疑病灶 78 个，胆碱

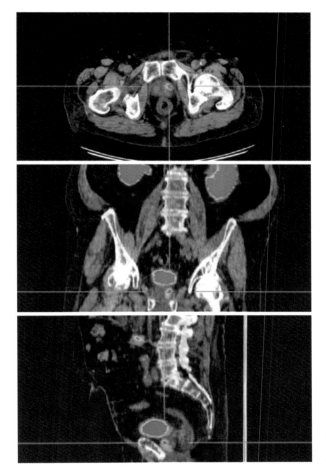

图 6.2　^{68}Ga-PSMA-11 PET/CT 扫描显示前列腺癌局部复发灶性摄取。

PET/CT 在 26 例患者中检出可疑病灶 56 个。^{68}Ga-PSMA 配体 PET/CT 对前列腺癌可疑病变的检出率较高（P=0.04），^{18}F-氟甲基胆碱-PET/CT 发现的病灶也可用 ^{68}Ga-PSMA 配体 PET/CT 显示。与 ^{18}F-氟甲基胆碱 PET/CT 相比，^{68}Ga-PSMA 配体 PET/CT 显示，78 个病灶中有 62 个病灶（79.1%）SUVmax 明显增高（>10%），74 个病灶（94.9%）肿瘤背景比值均明显增高（P<0.05）。因此，与标准的 ^{18}F-氟甲基胆碱-PET/CT 相比，^{68}Ga-PSMAPET/CT 能更好地检测可疑的前列腺癌复发和转移，尤其是在低 PSA 水平时[14]。

这些发现在对 38 例患者进行的前瞻性研究中得到证实[26]。当 PSA<0.5ng/mL 时，^{68}Ga-PSMA 的检出率为 50%，^{18}F-氟甲基胆碱的检出率为 12.5%；当 PSA 为 0.5～2.0ng/mL 时，^{68}Ga-PSMA 的检出率为 69%，^{18}F-氟甲基胆碱的检出率为 31%；当 PSA>2.0ng/mL 时，^{68}Ga-PSMA 的检出率为 86%，^{18}F-氟甲基胆碱的检出率为 57%。在

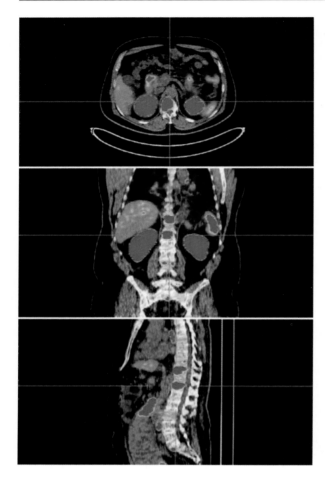

图 6.3　^{68}Ga-PSMA-11 PET/CT 扫描显示多发性骨转移。

63%（24/38）的患者中，PET/CT 对治疗有影响，其中 54% 仅行 ^{68}Ga-PSMA 成像[26]。

到目前为止，在进行标准化手术和标准化病理评估之前，还无法对原发肿瘤患者进行基于 PSMA 配体 PET/CT 性能的系统分析。然而，这样的分析将为 PSMA 配体显像检测肿瘤和淋巴结转移的敏感性和特异性提供可靠的数据。

6.2　放射治疗

PSMA 配体内化并在晚期核内体中积累。因此，这些配体与治疗性同位素耦联后有可能用于治疗。由于对转移性去势抵抗前列腺癌患者无好的治疗方法，雄激素受体轴靶向药物（例如，阿比特龙和苯扎鲁胺）最终导致对这些药物的耐药性，因此，新的基于同位素的药物提供了缓解症状的机会，也可能带来生存益处。

从 ^{123}I–MIP–1072 和 ^{123}I–MIP–1095 的初步临床研究中获得的数据推断,当用 ^{131}I 进行放射标记时, 这些放射性碘化配体将成为潜在的 PSMA 靶向放射治疗药物[8,10,13]。对 16 例患者进行 ^{124}I–MIP–1095 PET/CT 剂量扫描显示, ^{131}I–MIP–1095 给药后吸收剂量最高的器官是唾液腺(平均剂量:4.6mGy/MBq), 其次是肝脏(1.5mGy/MBq)和肾脏(1.5mGy/MBq)。这导致唾液腺的注射治疗活度的估计吸收剂量(平均剂量:4.8GBq, 范围:2.0~7.2GBq)为 9.2~33.3Gy。肝脏辐射剂量范围为 2.9~10.6Gy。肾脏总吸收剂量为 2.9~10.4Gy。全身平均总吸收剂量为 0.38mGy/MBq,按注射活度为 0.76~2.7Gy 计算,淋巴结和骨转移瘤吸收剂量高达约 300Gy[27]。

随后,25 例患有转移性去势抵抗性前列腺癌和摄取 PSMA 病变的男性患者接受了放射性治疗。患者接受单次 ^{131}I–MIP–1095 治疗 (平均活度:4.8GBq, 范围:2.0~7.2GBq)。血液毒性轻微。骨髓抑制发生在治疗后 6 周内,恢复时间长短不一,有些情况需要 3~6 个月才能恢复。白细胞通常在几周内恢复,而血小板需要数月才能恢复。25% 的患者有短暂的轻微到中度的口干。未观察到对肾功能的不良影响。

在有症状的骨转移患者中,23.1%(3/13)骨痛完全缓解,61.5%(8/13)疼痛严重程度减轻。在剩下的 2 例患者中,结果尚不清楚。在 60.7% 的患者中,血清 PSA 水平下降≥50%[27]。1 例患者经血清 PSA 值及影像学检查显示为长期完全缓解。然而,在 25 例患者中,有 4 例 PSA 升高。在应答者中,PSA 进展的中位时间为 126 天(范围为 62~469 天)。PSA 的降低与治疗后 PET/CT 扫描显示的病灶数量和(或)强度的下降有关,该扫描采用的显像剂为 ^{68}Ga 标记的 Glu–NH–CO–NH–Lys(Ahx)–HBED–CC。

虽然用 ^{131}I–MIP–1095 获得的结果表明 PSMA 抑制剂在放射治疗应用中可能是有效的,但考虑到能量、可用性和通过试剂盒配方进行现场标记的潜力,使用发射 β 粒子的放射性核素(例如, ^{177}Lu 或 ^{90}Y)将是更可取的。因此,PSMA 抑制剂已经被开发出来,包括用于放射性金属标记的螯合剂,与用于诊断目的的化合物具有相似的亲和力,具有良好的肿瘤摄取和保留能力。DOTA 的多功能性允许使用 β 发射体(例如, ^{177}Lu 和 ^{90}Y)和 α 发射体(例如, ^{225}Ac),并将 γ 发射量降至最低,从而可以轻松、安全地应用于临床[22,28]。

要点

- PSMA 是一个很有前景的靶点。PSMA 是一种具有谷氨酸–羧肽酶和叶酸水解酶活性的 Ⅱ 型跨膜蛋白。
- PSMA 在前列腺癌包括晚期前列腺癌中过表达,在正常组织中的低表达。
- 肿瘤检测与 PSA 水平和雄激素剥夺治疗(ADT)呈正相关。
- ^{68}Ga–PSMA 配体 PET/CT 的结果显示有 52.4% 的患者改变了治疗方案,说明其对放射治疗的应用产生了显著影响。

• 与标准 ^{18}F-氟甲基胆碱-PET/CT 相比,^{68}Ga-PSMAPET/CT 能更好地检测可疑的前列腺癌复发和转移,尤其是在低 PSA 水平时。

（余颂科 译　陈晓良 校）

参考文献

1. Igerc I, Kohlfurst S, Gallowitsch HJ, Matschnig S, Kresnik E, Gomez-Segovia I, et al. The value of ^{18}F-choline PET/CT in patients with elevated PSA-level and negative prostate needle biopsy for localisation of prostate cancer. Eur J Nucl Med Mol Imaging. 2008;35:976–83.

2. Husarik DB, Miralbell R, Dubs M, John H, Giger OT, Gelet A, et al. Evaluation of [^{18}F]-choline PET/CT for staging and restaging of prostate cancer. Eur J Nucl Med Mol Imaging. 2008;35:253–63.

3. Cimitan M, Bortolus R, Morassut S, Canzonieri V, Garbeglio A, Baresic T, et al. ^{18}F-fluorocholine PET/CT imaging for the detection of recurrent prostate cancer at PSA relapse: experience in 100 consecutive patients. Eur J Nucl Med Mol Imaging. 2006;33:1387–98.

4. Perner S, Hofer MD, Kim R, Shah RB, Li H, Moller P, et al. Prostate-specific membrane antigen expression as a predictor of prostate cancer progression. Hum Pathol. 2007;38:696–701.

5. Silver DA, Pellicer I, Fair WR, Heston WD, Cordon-Cardo C. Prostate-specific membrane antigen expression in normal and malignant human tissues. Clin Cancer Res. 1997;3:81–5.

6. Bostwick DG, Pacelli A, Blute M, Roche P, Murphy GP. Prostate specific membrane antigen expression in prostatic intraepithelial neoplasia and adenocarcinoma: a study of 184 cases. Cancer. 1998;82:2256–61.

7. Mannweiler S, Amersdorfer P, Trajanoski S, Terrett JA, King D, Mehes G. Heterogeneity of prostate-specific membrane antigen (PSMA) expression in prostate carcinoma with distant metastasis. Pathol Oncol Res. 2009;15:167–72.

8. Maresca KP, Hillier SM, Femia FJ, Keith D, Barone C, Joyal JL, et al. A series of halogenated heterodimeric inhibitors of prostate specific membrane antigen (PSMA) as radiolabeled probes for targeting prostate cancer. J Med Chem. 2009;52:347–57.

9. Hillier SM, Maresca KP, Femia FJ, Marquis JC, Foss CA, Nguyen N, et al. Preclinical evaluation of novel glutamate-urea-lysine analogues that target prostate-specific membrane antigen as molecular imaging pharmaceuticals for prostate cancer. Cancer Res. 2009;69:6932–40.

10. Hillier SM, Maresca KP, Lu G, Merkin RD, Marquis JC, Zimmerman CN, et al. ^{99m}Tc-labeled small-molecule inhibitors of prostate-specific membrane antigen for molecular imaging of prostate cancer. J Nucl Med. 2013;54:1369–76.

11. Lu G, Maresca KP, Hillier SM, Zimmerman CN, Eckelman WC, Joyal JL, Babich JW. Synthesis and SAR of ^{99m}Tc/Re-labeled small molecule prostate specific membrane antigen inhibitors with novel polar chelates. Bioorg Med Chem Lett. 2013;23:1557–63.

12. Eder M, Schafer M, Bauder-Wust U, Hull WE, Wangler C, Mier W, et al. ^{68}Ga-complex lipophilicity and the targeting property of a urea-based PSMA inhibitor for PET imaging. Bioconjug Chem. 2012;23:688–97.

13. Barrett JA, Coleman RE, Goldsmith SJ, Vallabhajosula S, Petry NA, Cho S, et al. First-in-man evaluation of two high-affinity psma-avid small molecules for imaging prostate cancer. J Nucl Med. 2013;54:380–7.

14. Afshar-Oromieh A, Zechmann CM, Malcher A, Eder M, Eisenhut M, Linhart HG, et al. Comparison of PET imaging with a ^{68}Ga-labelled PSMA-ligand and ^{18}F-choline based PET/CT for the diagnosis of recurrent prostate cancer. Eur J Nucl Med Mol Imaging. 2014;41:11–20.

15. Afshar-Oromieh A, Avtzi E, Giesel FL, Holland-Letz T, Linhart HG, Eder M, et al. The diagnostic value of PET/CT imaging with the ^{68}Ga-labelled PSMA ligand HBED-CC in the diagnosis of recurrent prostate cancer. Eur J Nucl Med Mol Imaging. 2015;42:197–209.

16. Eder M, Eisenhut M, Babich J, Haberkorn U. PSMA as a target for radiolabelled small molecules. Eur J Nucl Med Mol Imaging. 2013;40:819–23.

17. Afshar-Oromieh A, Malcher A, Eder M, Eisenhut M, Linhart HG, Hadaschik BA, et al. PET imaging with a [68Ga]gallium-labelled PSMA ligand for the diagnosis of prostate cancer: biodistribution in humans and first evaluation of tumour lesions. Eur J Nucl Med Mol Imaging. 2013;40:486–95.

18. Cho SY, Gage KL, Mease RC, Senthamizhchelvan S, Holt DP, Jeffrey-Kwanisai A, et al. Biodistribution, tumor detection, and radiation dosimetry of 18F-DCFBC, a low-molecular-weight inhibitor of prostate-specific membrane antigen, in patients with metastatic prostate cancer. J Nucl Med. 2012;53:1883–91.

19. Szabo Z, Mena E, Rowe SP, Plyku D, Nidal R, Eisenberger MA, Antonarakis ES, et al. Initial evaluation of 18F-DCFPyL for prostate-specific membrane antigen (PSMA)-targeted PET imaging of prostate cancer. Mol Imaging Biol. 2015;17(4):565–74. [Epub ahead of print].

20. Banerjee SR, Pullambhatla M, Foss CA, Nimmagadda S, Ferdani R, Anderson CJ, et al. 64Cu-labeled inhibitors of prostate-specific membrane antigen for PET imaging of prostate cancer. J Med Chem. 2014;57:2657–69.

21. Herrmann K, Bluemel C, Weineisen M, Schottelius M, Wester HJ, Czernin J, et al. Biodistribution and radiation dosimetry for a probe targeting prostate-specific membrane antigen for imaging and therapy. J Nucl Med. 2015;56(6):855–61. epub.

22. Benešová M, Schäfer M, Bauder-Wüst U, Afshar-Oromieh A, Kratochwil C, Mier W, et al. Preclinical evaluation of a tailor-made dota-conjugated psma inhibitor with optimized linker moiety for imaging and endoradiotherapy of prostate cancer. J Nucl Med. 2015;56:914–20.

23. Chen Y, Pullambhatla M, Foss CA, Byun Y, Nimmagadda S, Senthamizhchelvan S, et al. 2-(3-{1-Carboxy-5-[(6-[18F]fluoro-pyridine-3-carbonyl)-amino]-pentyl}-ureido)-pentanedioic acid, [18F]DCFPyL, a PSMA-based PET imaging agent for prostate cancer. Clin Cancer Res. 2011;17:7645–53.

24. Eiber M, Maurer T, Souvatzoglou M, Beer AJ, Ruffani A, Haller B, et al. Evaluation of hybrid 68Ga-PSMA ligand PET/CT in 248 patients with biochemical recurrence after radical prostatectomy. J Nucl Med. 2015;56:668–74.

25. Sterzing F, Clemens Kratochwil C, Fiedler H, Katayama S, Habl G, Klaus Kopka K, Afshar-Oromieh A, Debus J, Haberkorn U, Frederik L, Giesel FL. 68Ga-PSMA-11 PET/CT: a new technique with high potential for the radiotherapeutic management of prostate cancer patients. Eur J Nucl Med Mol Imaging. 2015;43(1):34–41. [Epub ahead of print].

26. Morigi JJ, Stricker PD, van Leeuwen PJ, Tang R, Ho B, Nguyen Q, Hruby G, Fogarty G, Jagavkar R, Kneebone A, Hickey A, Fanti S, Tarlinton L, Emmett L. Prospective comparison of 18F-fluoromethylcholine versus 68Ga-PSMA PET/CT in prostate cancer patients who have rising PSA after curative treatment and are being considered for targeted therapy. J Nucl Med. 2015;56:1185–90.

27. Zechmann CM, Afshar-Oromieh A, Armor T, Stubbs JB, Mier W, Hadaschik B, et al. Radiation dosimetry and first therapy results with a 124I/131I-labeled small molecule (MIP-1095) targeting PSMA for prostate cancer therapy. Eur J Nucl Med Mol Imaging. 2014;41:1280–92.

28. Kratochwil C, Giesel FL, Eder M, Afshar-Oromieh A, Benešová M, Mier W, et al. [177Lu] Lutetium-labelled PSMA ligand-induced remission in a patient with metastatic prostate cancer. Eur J Nucl Med Mol Imaging. 2015;42:987–8.

索 引

B

标准盆腔放射治疗　44

D

胆碱示踪剂　33

G

睾丸切除术　21

根治性前列腺切除术　21

J

积极监测　19

近距离放射治疗　20

K

廓清　28

L

类固醇　21

良性前列腺肥大　33

M

免疫组织化学　12

O

耦联　52

Q

前列腺癌　1

T

体外放射治疗　19

X

细胞毒性化学治疗　22

腺泡腺癌　11

雄激素受体途径　22

其他

^{11}C–胆碱 PET/CT　34

^{18}F–FDG　32

^{68}Ga–PSMA 配体　50

Bcl–2　15

BRCA2　5

DRE　6

Gleason 分级　12

Ki67　15

p53　15

PSA　6

PSMA 靶向成像示踪剂　33

TP　15

TRUS　26